国家卫生和计划生育委员会"十三五"规划教材

全国高等学校配套教材

供本科护理学类专业用

妇产科护理学
实践与学习指导

主　审　郑修霞

主　编　陆　虹　安力彬

副主编　丁　焱　罗碧如　顾　炜

编　者　（按姓氏笔画排序）

丁　焱（复旦大学附属妇产科医院）　　　　周明芳（第三军医大学护理学院）

王治英（哈尔滨医科大学附属肿瘤医院）　周晓华（大连大学护理学院）

王艳红（厦门医学院）　　　　　　　　　耿　力（华中科技大学同济医学院附属协和医院）

王爱华（潍坊医学院护理学院）　　　　　顾　平（南京医科大学护理学院）

朱　秀（北京大学护理学院）（兼秘书）　顾　炜（西安交通大学医学部）

安力彬（大连大学护理学院）　　　　　　殷艳玲（吉林大学第二医院）

何平平（南华大学护理学院）　　　　　　高玲玲（中山大学护理学院）

陆　虹（北京大学护理学院）　　　　　　康　健（南京中医药大学护理学院）

罗碧如（四川大学华西第二医院）　　　　潘颖丽（中国医科大学附属第四医院）

周利华（安徽医科大学护理学院）

人民卫生出版社

图书在版编目（CIP）数据

妇产科护理学实践与学习指导 / 陆虹，安力彬主编 .
—北京：人民卫生出版社，2017
ISBN 978-7-117-24527-2

Ⅰ.①妇…　Ⅱ.①陆…②安…　Ⅲ.①妇产科学 –
护理学 – 高等学校 – 教学参考资料　Ⅳ.① R473.71

中国版本图书馆 CIP 数据核字（2017）第 179931 号

人卫智网	www.ipmph.com	医学教育、学术、考试、健康， 购书智慧智能综合服务平台
人卫官网	www.pmph.com	人卫官方资讯发布平台

妇产科护理学实践与学习指导

主　　编：陆　虹　安力彬
出版发行：人民卫生出版社（中继线 010-59780011）
地　　址：北京市朝阳区潘家园南里 19 号
邮　　编：100021
E - mail：pmph @ pmph.com
购书热线：010-59787592　010-59787584　010-65264830
印　　刷：三河市博文印刷有限公司
经　　销：新华书店
开　　本：850×1168　1/16　印张：11
字　　数：318 千字
版　　次：2017 年 8 月第 1 版　2020年11月第 1 版第 5 次印刷
标准书号：ISBN 978-7-117-24527-2/R · 24528
定　　价：28.00 元

打击盗版举报电话：010-59787491　E-mail：WQ @ pmph.com
（凡属印装质量问题请与本社市场营销中心联系退换）

前　言

本书是与护理学专业本科第六版主教材《妇产科护理学》配套使用的教学指导用书,内容包括教学实践和学习指导两部分。为便于师生双方明确学习主教材各章节及其临床实践的要求,也为适应在职人员的学习特点,方便自学,激发学生自主学习热情,培养主动发现问题、解决问题的能力;同时协助教师为学生提供有效临床学习环境及辅助教学活动提供建议和思路,供各院校安排护理学专业《妇产科护理学》教学活动时参考。

全书的第一部分按产科护理、妇科护理及计划生育内容组织有关临床实践的安排建议,教师可以根据本专业的培养目标及教学条件等创造性地安排临床实践,以确保学生的专业情感、专业认知和专业技能达到预期目标。

第二部分按主教材的章节陈列各章的练习题,学生通过完成练习题的方法,可以随时自我评价,及时调整学习计划,达到最佳的学习效果。教师也可以参考、使用相关章节的练习题,根据教学实践效果,制订授课计划、组织有效的学习辅导活动,以保证教学效果。

练习题的编排是为判断理论学习的效果,同时也为适应"执业护士考试"的需要,编者们围绕主教材的内容,列有5类题包括8种题型为学习者提供反复练习的机会。个别之处,不同题型的测试内容稍微有重复,以此提示学生同样的内容可以不同题型出现。学生必须认真审题,分别按要求回答,切忌死记硬背。

1. 名词解释　要求规范、简单、明确地答出术语名词的基本概念。

2. 选择题

（1）A1 型题（单句型最佳选择题）:每道题由 1 个题干和 5 个备选答案组成,要求学生从中选出 1 个最佳答案。

（2）A2 型题（病历摘要型最佳选择题）:试题由 1 个简要病历作为题干,由 5 个备选答案组成,要求学生从中选出 1 个最佳答案。

（3）A3 型题（病历组型最佳选择题）:试题叙述一个以病人为中心的临床情景;随后提出 2~3 个相关问题,每个问题均与临床情景有关,但测试要点不同,且问题之间相互独立。要求学生从中选出一个最佳答案。

（4）A4 型题（病历串型最佳选择题）:题干是一个病历,随后提 3~4 个相关问题,问题之间相互独立,即每个问题都是单句型最佳选择题。逐步增加新信息。每个问题既与题干有关,又与新增加的信息有关。学生按要求从中选出一个最佳答案。

3. 简答题　学生按问题要求以条目方式扼要、重点回答。回答问题时条目内容必须具有独立性和完整性,避免将同样含义的内容拆为几条以凑数方式答题。

4. 论述题　要求以文字叙述的方式对问题进行解答。在一定程度上可反映学生对知识掌握的广度和深度、灵活运用知识的水平、分析问题和文字表达的能力。因此,在叙述时要注意有针对性,仔细审题,切忌答非所问;要注意全面性,应全面回答相关要点,不要遗漏,也不能漫无边际;还要注意条理性:即重点突出,条理清晰,逻辑性强,举例恰当,分析有据,文字通顺。

5. 病例分析 模拟临床情境,按要求解答,用以考查学生在临床工作中所应该具备的知识、技能、思维方式和对知识的综合应用能力。此题型在一定程度上反映学生应用理论知识分析问题和应用护理程序为病人提供整体护理的能力。

全书内容简明扼要,实用性强,主要适用于护理学专业本科生,也适用于在职教育、自考教育的师生。

配套教材的建设一直是专业教材建设的重要组成部分,尽管全体编者都竭尽所能,但受水平、能力和经验所限制,书中肯定还有错误和不妥之处,诚请读者批评指正。

陆 虹 安力彬
2017 年 5 月

目　录

第一部分　教　学　实　践

第二部分　学　习　指　导

第一部分 ▶ ▶ ▶

教 学 实 践

一、产　　科

【教学地点】
产前门诊、产科病房、产房、妇幼保健机构、社区卫生保健机构。

【参考学时】
9~15 学时

【教学目标】
在带教老师的指导下,学生通过教学实践,将能够:

1. 判断不同孕周的孕妇。

2. 识别正常孕妇常见的孕期症状并提供相应护理。

3. 为孕 / 产妇提供孕期 / 产褥期保健指导。

4. 识别高危妊娠个案,并能运用护理程序进行整体护理。

5. 介绍产科常用的护理技术及器具。

6. 正确执行产科常用的护理技术。

【教学内容】

1. 孕产妇的主要生理及心理变化特点。

2. 产前检查的程序及内容。

3. 孕产期常见症状及保健指导。

4. 产程的分期及护理。

5. 高危孕产妇的管理。

6. 产科常用护理技术及器具。

【教学评价】

1. 为正常及异常妊娠妇女提供健康宣教与卫生指导。

2. 按护理程序护理 1~2 例产妇,参与接产及产后护理过程。

3. 按护理程序管理 1~2 例高危孕产妇。

4. 参与妊娠期、分娩期及产褥期妇女的临床护理,完成护理病历 / 护理病程记录 1 份。

5. 正确完成指定的产科护理技术。

二、妇　　科

【教学地点】
妇科门诊、妇科病房、妇幼保健机构、社区卫生保健机构。

【参考学时】
6~12 学时

【教学目标】
在带教老师的指导下,学生通过教学实践,将能够:

1. 正确评估护理对象的健康史。

2. 正确演示妇科检查步骤。

3. 识别妇科常见疾病病人的临床表现、常用的治疗药物及其作用。

4. 介绍常见妇科诊疗、护理技术及其临床意义。

5. 描述妇科常见手术的类型、术前准备及术后护理要点。

6. 为妇科常见疾病病人提供整体护理。

7. 识别妇科手术常见并发症及其防治措施。

【教学内容】

1. 妇科检查的步骤及注意事项。

2. 与护理对象进行有效沟通交流。

3. 常见妇科疾病病人的临床表现、处理原则。

4. 妇科常用药物的配制与疗效观察。

5. 妇科手术病人的护理。

6. 妇科常用的诊疗、护理技术及器具。

【教学评价】

1. 书写一份妇科门诊病历。

2. 按护理程序管理 1~2 例妇科住院病人,书写一份护理病程记录。

3. 为一名接受妇科手术的病人进行术前准备 / 术后护理。

三、计 划 生 育

【教学地点】

计划生育门诊、计划生育病房、社区卫生服务中心或妇幼保健机构。

【参考学时】

3~9 学时

【教学目标】

在带教老师的指导下,学生通过教学实践,将能够:

1. 正确宣传我国计划生育政策。

2. 识别常用的避孕器具及人工流产所用器械。

3. 比较常用避孕方法的优缺点。

4. 为育龄夫妇提供安全、有效的计划生育指导及健康宣教。

5. 为计划绝育的妇女提供咨询服务及健康指导。

6. 为避孕失败的妇女提供咨询、指导服务。

【教学内容】

1. 计划生育宣传、咨询与指导。

2. 常用避孕方法及护理。

3. 女性绝育方法及护理。

4. 避孕失败补救措施及护理。

【教学评价】

1. 开展计划生育宣传,完成一份宣传资料(形式、场所与参与对象不限)。

2. 为育龄夫妇提供计划生育咨询与指导。

3. 至少参与护理一例人工流产(负压吸引 / 药物)病人。

4. 利用实物,讲述避孕工具及避孕药物的使用方法。

第二部分 ▶▶▶

学 习 指 导

1

第一章
绪　　论

练　习　题

一、选择题

A1 型题

1. 我国第一所国立助产学校开办于
   A. 1921 年　　　　　　　　B. 1929 年　　　　　　　　C. 1939 年
   D. 1945 年　　　　　　　　E. 1949 年

2. 我国现存最早的中医妇产科专著是
   A.《素问》　　　　　　　　B.《脉经》　　　　　　　　C.《妇人方》
   D.《经效产宝》　　　　　　E.《妇人大全良方》

3. 开展以家庭为中心的产科护理,出院前,护士应使产妇及其家庭具备以下条件,但**不包括**
   A. 父母及责任护士间具有良好的相互信赖关系
   B. 产妇无异常情况
   C. 父母对护理新生儿具有信心
   D. 家庭中具有良好的相互信赖关系
   E. 减轻家庭的经济负担

4. 下列关于妇产科护理学特点的描述,**不正确**的是
   A. 具有医学特征,但不具有独立和日趋完整的护理及相关理论体系
   B. 妇产科护理的实践性很强
   C. 强调理论联系实际
   D. 强调评判性临床思维能力的培养
   E. 学习者需要具备医学基础知识和社会人文学科知识

二、病例分析

小张是一名新护士,某天在产科门诊工作时遇到一位 44 岁的中年孕妇就诊,她看诊室内有几位孕妇在等候检查,就小声对小张说:护士,我想等她们都检查完了再做检查,好吗? 小张听后不解,大声说道:您不着急啊? 您这年龄妊娠不容易,抓紧时间检查完了,赶紧回去休息。该孕妇面露难色,很不情愿地躺在检查床上。

请思考:

(1) 该孕妇推迟做检查的原因可能是什么? 体现在哪些方面?

(2) 若你是小张护士遇到这件事情,为了让孕妇满意,应该如何做?

参 考 答 案

一、选择题

A1 型题

1. B   2. D   3. E   4. A

二、病例分析

（1）可能原因：害怕暴露隐私。

体现方面：与护士说话声音很小；看诊室内有几位孕妇在等候检查，提出想等她们都检查完了再做检查；当护士让其检查时，面露难色，很不情愿地躺在检查床上。

（2）为该孕妇做检查时，为其营造比较私密的问诊和检查环境，可先请其他孕妇回避，检查时应用屏风进行遮挡，保护孕妇的隐私。

（安力彬）

第二章
女性生殖系统解剖与生理概述

练 习 题

一、名词解释

1. HPOA
2. 月经
3. 月经初潮

二、选择题

(一) A1 型题

1. 真假骨盆的分界线是
   A. 耻骨联合上缘, 髂耻缘及骶岬中部的连线
   B. 耻骨联合上缘, 髂耻缘及骶岬上缘的连线
   C. 耻骨联合下缘, 髂耻缘及骶岬上缘的连线
   D. 耻骨联合下缘, 髂嵴及骶岬上缘的连线
   E. 耻骨联合上缘, 髂耻缘及骶岬中部的连线

2. 关于阴道穹隆, 与临床诊疗关系密切的是
   A. 左侧穹隆   B. 右侧穹隆   C. 两侧穹隆
   D. 前穹隆   E. 后穹隆

3. 保持子宫在骨盆腔正中位置的主要韧带是
   A. 阔韧带   B. 圆韧带   C. 主韧带
   D. 宫骶韧带   E. 骶结节韧带

4. 输卵管由内向外依次可分为
   A. 峡部、间质部、壶腹部、伞部   B. 伞部、壶腹部、峡部、间质部
   C. 间质部、壶腹部、伞部、峡部   D. 峡部、伞部、间质部、壶腹部
   E. 间质部、峡部、壶腹部、伞部

5. 关于卵巢, 描述**错误**的是
   A. 具有生殖和内分泌功能
   B. 卵巢组织分为皮质和髓质
   C. 髓质在卵巢中心, 有卵泡
   D. 表面无腹膜
   E. 成年妇女卵巢约 4cm×3cm×1cm 大小, 重 5~6g

6. 性兴奋时润滑阴道口的分泌物主要来自

A. 尿道旁腺   B. 纳氏腺   C. 前庭大腺

D. 阴道黏膜腺体   E. 宫颈分泌物

7. 在施行附件切除或结扎子宫动脉时,最易损伤的邻近器官是

A. 尿道   B. 膀胱   C. 输尿管

D. 直肠   E. 阑尾

8. 下列属于女性青春期开始的重要标志是

A. 卵泡开始发育   B. 出现周期性排卵

C. 月经初潮   D. 第一性征开始发育

E. 第二性征开始发育

9. 关于雌激素的作用,下列说法正确的是

A. 有升高体温的作用   B. 能抑制输卵管蠕动

C. 使阴道上皮角化现象消失   D. 使宫颈黏液分泌减少变稠

E. 促进乳腺发育,使乳腺管增生

10. 下列**不是**孕激素生理作用的是

A. 促进水钠排泄   B. 促进蛋白质合成

C. 通过中枢神经有升温作用   D. 使阴道上皮脱落加快

E. 抑制子宫收缩

(二) A2 型题

1. 女,15 岁,骑自行车时不慎发生骑跨伤,最易发生血肿的部位是

A. 阴道   B. 外阴   C. 肛门

D. 直肠   E. 臀部

2. 某女,24 岁,健康,月经周期规律,每 34 日 1 次,其排卵时间约在月经周期

A. 第 7 日   B. 第 14 日   C. 第 17 日

D. 第 20 日   E. 第 24 日

3. 某女,26 岁,月经周期为 28 日,现在是月经干净后第 8 日。宫颈黏液涂片显示典型羊齿植物叶状结晶,表明其处于

A. 月经期   B. 月经前期   C. 排卵后期

D. 妊娠期   E. 接近排卵期

4. 某女,32 岁,4 年前经阴道分娩一子,则其宫颈口形状最可能是

A. 圆形   B. 横椭圆形   C. 横裂状

D. 纵椭圆形   E. 竖裂状

5. 某妇女,卵巢功能逐渐减退,月经不规则,生殖器官开始萎缩,则其正处于人生的

A. 老年期   B. 绝经过渡期   C. 性成熟期

D. 青春期   E. 儿童期

(三) A3 型题

(1~3 题共用病例)

某健康妇女的月经周期可以被描述成 $13\frac{3\sim5}{29}$ 日,末次月经是在 10 月 21 日。

1. 她的月经周期是

A. 3~5 日   B. 13 日   C. 24~26 日

D. 28 日   E. 29 日

2. 她的初潮年龄是

A. 3~5 岁   B. 13 岁   C. 24 岁

D. 29 岁   E. 30 岁

3. 公式中的"3~5"是指该妇女的

A. 月经周期   B. 结婚年龄   C. 月经持续时间

D. 初潮年龄   E. 生育年龄

三、简答题

1. 简述正常月经的临床表现。

2. 简述雌激素的主要生理功能。

3. 简述子宫内膜的周期性变化。

4. 简述月经周期的调节。

四、病例分析

1. 刘女士,24 岁,已婚,平素月经周期规律,每隔 27 日月经来潮一次,末次月经时间是 3 月 1 日。夫妻想要生个宝宝。

请思考:

(1) 最近且最可能发生妊娠的时间是哪一天?

(2) 临床病历记载时,对于月经史的描述,还应询问哪些内容?

(3) 若刘女士想知道能否妊娠,最快且最简单的方法是什么?

2. 李女士,28 岁,已婚,临床诊断疑似"输卵管异位妊娠破裂"。

请思考:

(1) 若发生异位妊娠破裂,血液最可能积聚在哪里?

(2) 若进行诊断性穿刺,应选择哪个穿刺部位?为什么?

3. 张女士,44 岁,近 3 个月经常出现心悸、烦躁,易激动。既往身体健康。月经史:$13\dfrac{8\sim9}{35}$,经量较多,有血块;婚育史:已婚,育有 1 子。体格检查未见异常,心电图正常。

请思考:

(1) 张女士出现的症状和体征可能是什么原因所致?

(2) 张女士的月经是否正常?为什么?

参 考 答 案

一、名词解释

1. HPOA:称为下丘脑 - 垂体 - 卵巢轴。月经周期的调节主要涉及下丘脑、垂体和卵巢,三者之间相互调节、相互影响,形成一个完整而协调的神经内分泌系统。

2. 月经:是指伴随卵巢周期性变化而出现的子宫内膜周期性脱落及出血。

3. 月经初潮:女性第一次月经来潮。

二、选择题

（一）A1 型题

1. B   2. E   3. A   4. E   5. C   6. C   7. C   8. C   9. E   10. B

（二）A2 型题

1. B   2. D   3. E   4. C   5. B

（三）A3 型题

1. E   2. B   3. C

三、简答题

1. 正常月经具有周期性。出血第 1 日为月经周期的开始，两次月经第 1 日的间隔时间，称为月经周期。一般为 21~35 日，平均 28 日。每次月经的持续时间，称为经期，一般为 2~8 日，平均 4~6 日。每次月经的总失血量，称为经量，正常为 20~60ml，超过 80ml 为月经过多。

月经属生理现象，多数女性无特殊不适，但由于盆腔充血，可以引起腰骶部酸胀等不适。个别女性可有膀胱刺激症状、轻度神经系统不稳定症状、胃肠功能紊乱以及鼻黏膜出血、皮肤痤疮等，一般不影响正常工作和学习。

2. 雌激素的主要生理功能有：

（1）对生殖系统的作用：促进和维持子宫发育，增加子宫平滑肌对缩宫素的敏感性；促进子宫内膜增生和修复；使子宫颈口松弛，宫颈黏液分泌增加、性状变稀薄，有利于精子通过；协同促性腺激素促使卵泡发育；促进输卵管上皮细胞的分泌活动，增强输卵管节律性收缩的振幅；促进阴道上皮细胞的增生、分化、成熟及角化，使细胞内糖原增加；促进外生殖器发育。

（2）对第二性征的作用：促进乳腺管增生，乳头、乳晕着色；促进其他第二性征发育。

（3）代谢作用：促进体内水钠潴留，降低血循环中胆固醇水平，维持和促进骨基质代谢，促进钙、磷的重吸收及其在骨质中沉积等。

（4）调节作用：通过对下丘脑和垂体的正负反馈调节，控制促性腺激素的分泌。

3. 以一个正常月经周期 28 日为例，子宫内膜周期性变化为：

（1）增殖期：月经周期的第 5~14 日。在雌激素影响下，内膜上皮、腺体、间质及血管增殖，内膜逐渐生长变厚，由 0.5mm 增生至 3~5mm。

（2）分泌期：月经周期的第 15~28 日，与卵巢周期中的黄体期对应。排卵后，卵巢内形成黄体，分泌雌激素与孕激素，使子宫内膜在增殖期的基础上继续增厚，血管迅速增加，更加弯曲，间质疏松、水肿，腺体增大，出现分泌现象，腺体内的分泌上皮细胞分泌糖原，为孕卵着床做准备。在月经周期的第 20~24 日，允许胚胎植入。至月经周期的第 24~28 日，子宫内膜可厚达 10mm，呈海绵状。

（3）月经期：月经周期的第 1~4 日。由于卵子未受精，黄体功能衰退，雌、孕激素水平骤然下降。子宫内膜螺旋小动脉开始节律性和阵发性收缩、痉挛，血管远端的管壁及所供应的组织缺血、缺氧，继而发生缺血性局灶性坏死，坏死的子宫内膜功能层从基底层崩解剥落，与血液一起排出，表现为月经来潮。

4. 月经周期的调节主要通过下丘脑 - 垂体 - 卵巢轴。下丘脑的神经细胞分泌 GnRH，通过下丘脑与垂体之间的门静脉系统进入垂体前叶，垂体在其作用下分泌并释放 FSH，促进卵泡发育，分泌雌激素，子宫内膜发生增殖期变化。随着雌激素水平增高，其对下丘脑的负反馈作用增强，抑制下丘脑分泌 GnRH，垂体分泌并释放 FSH 也减少。随着卵泡发育，成熟卵泡分泌雌激素对下丘脑和垂体产生正反馈，形成 FSH 与 LH 高峰，促使成熟卵泡排卵。

排卵后，FSH 与 LH 水平急剧下降，黄体逐渐发育成熟，主要分泌孕激素及少量雌二醇，子宫内膜转化为分泌期内膜，排卵后第 7~8 日孕激素水平达高峰，雌激素也达到又一高峰，雌、孕激素的共同负反馈作用促使垂体 FSH 与 LH 的分泌减少，黄体逐渐萎缩，雌、孕激素分泌减少，子宫内膜功能层发生剥脱而出现月经来潮。雌、孕激素水平降至最低水平，对下丘脑和垂体的负反馈抑制解除，开始下一个月经周期，如此周而复始。

四、病例分析

1.（1）3 月 13 日。

（2）经量、经期及伴随症状。

（3）基础体温测定判断是否排卵。

2.（1）子宫直肠陷凹。

（2）阴道后穹隆。后穹隆最深,与子宫直肠陷凹紧密相邻,为盆腹腔最低部位,故可经此处进行穿刺或引流。

3.（1）可能原因为卵巢功能减退,性激素水平降低所致。

（2）不正常。原因:①经期延长,达 8~9 日;②月经过多:经量较多,有血块。

（周晓华）

3

第三章
病史采集与检查

练 习 题

一、名词解释

1. 双合诊

2. 盆腔检查

二、选择题

（一）A1 型题

1. 护士书写末次月经时,可将 "末次月经" 缩写为

    A. PMP   B. GMP   C. LMP   D. PML   E. GPT

2. 护士对病人进行常规盆腔检查时,病人应该采用的体位是

    A. 平卧位   B. 膀胱截石位   C. 膝胸卧位

    D. 臀高头低位   E. 自由体位

3. 下列称之为三合诊的是

    A. B超、阴道、腹部联合检查   B. 腹部、阴道、直肠联合检查

    C. 超声、阴道镜、腹部联合检查   D. 直肠、腹部、阴道镜联合检查

    E. B超、阴道镜、直肠联合检查

4. 下面有关直肠 - 腹部诊的说法,**错误**的是

    A. 适用于阴道闭锁者

    B. 适用于无性生活史的病人

    C. 是盆腔检查的首选方法

    D. 适用于经期不宜做双合诊者

    E. 检查者一手指伸入直肠,另一手指腹部配合触诊

5. 妇科检查时如病人有性生活史,则

    A. 阴道口勉强可容示指   B. 阴道口能容两指通过

    C. 阴道口不能通过示指   D. 见处女膜遗留残余瘢痕

    E. 检查者只需视诊外阴

6. 护士正确采集宫颈外口鳞 - 柱交界部脱落细胞或宫颈分泌物标本的方法是通过

    A. 外阴部检查   B. 三合诊   C. 双合诊

    D. 阴道窥器检查   E. 直肠 - 腹部诊

7. 下列属于对妇产科病人心理 - 社会评估内容的是

    A. 病人对住院、治疗和护理的期望和感受

B. 若病人腹肌紧张,可边妇科检查边与病人交谈

C. 询问分娩方式、有无难产史、新生儿出生情况

D. 妇科检查时检查者关心体贴病人,语言亲切

E. 询问病人的生活和居住情况、出生地和曾居住地区

（二）A2 型题

1. 某病人,护士询问其婚育史为足月产 3 次,无早产,流产 1 次,现存子女 2 人,护士应记录生育史为

A. 0-1-3-2

B. 3-0-1-2

C. 1-2-0-3

D. 2-3-1-0

E. 0-1-2-3

2. 护士询问病人的婚育史,2014 年孕 47 天时药物流产 1 次,2016 年孕 8 周时人工流产 1 次,下列说法正确的是

A. 孕 2 产 2

B. 孕 2 产 1

C. 孕 2 产 0

D. 孕 1 产 0

E. 孕 0 产 0

3. 30 岁女性,自述有多个性伴侣,想来医院行人乳头瘤病毒检测,向护士咨询如何收集检测病毒材料,护士的解释是做下列哪项检查时采集标本

A. 双合诊检查

B. 三合诊检查

C. 阴道窥器检查

D. 直肠 - 腹部诊

E. 腹部检查

4. 某女士,28 岁,自述有不洁性生活史,当其询问"我会不会得上艾滋病?"时,护士应考虑详细评估的心理社会资料是

A. 病人的道德感

B. 病人对疾病的反应

C. 病人的精神心理状态

D. 病人丈夫对其态度的变化

E. 病人对健康问题及医院环境的感知

（三）A3 型题

（1~2 题共用病例）

王女士,32 岁,婚后 3 年未孕。在家中老人的催促下,与丈夫一起来医院就诊。丈夫就诊后相关不育检查结果皆正常。妻子就诊不孕症专科。

1. 采集该女性健康史时,下列**不是**健康史采集内容的是

A. 现病史　　B. 月经史　　C. 婚育史　　D. 既往史　　E. 骨盆测量

2. 对该女性进行盆腔检查后进行妇科记录,记录检查结果先后顺序是

A. 外阴、阴道、子宫、子宫颈、附件

B. 外阴、阴道、子宫颈、子宫、附件

C. 子宫、子宫颈、附件、外阴、阴道

D. 子宫、子宫颈、外阴、阴道、附件

E. 子宫颈、子宫、外阴、阴道、附件

三、简答题

1. 简述进行盆腔检查时的基本要求。

参 考 答 案

一、名词解释

1. 双合诊:是盆腔检查中最重要的项目。检查者一手示指和中指涂擦润滑剂后伸入阴道内,另一手放在腹部配合检查,称为双合诊检查。目的在于检查阴道、宫颈、宫体、输卵管、卵巢及宫旁结缔

组织和韧带,以及盆腔内壁情况。

2. 盆腔检查:为妇科特有的检查,又称为妇科检查,包括外阴、阴道、宫颈、宫体及双侧附件。

二、选择题

(一)A1 型题

1. C　　2. B　　3. B　　4. C　　5. B　　6. D　　7. C

(二)A2 型题

1. B　　2. C　　3. C　　4. C

(三)A3 型题

1. E　　2. B

三、简答题

答:①检查者关心体贴病人,做到态度严肃,语言亲切,检查前向病人做好解释工作,检查时仔细认真,动作轻柔。②除尿失禁病人外,检查前嘱咐病人排空膀胱,必要时先导尿。大便充盈者应在排便或灌肠后进行。③每检查一人,应更换一块置于臀部下面的垫单(塑料布、纸单)、无菌手套和检查器械,一人一换,一次性使用,以避免感染或交叉感染。④除尿瘘病人有时需取膝胸位外,一般妇科检查均取膀胱截石位,病人臀部置于台缘,头部略抬高,两手平放于身旁,以使腹肌松弛。检查者一般面向病人,立在病人两腿间。不宜搬动的危重病人不能上检查台,可在病床上检查。⑤正常月经期应避免检查,如为阴道异常出血则必须检查。检查前应先消毒外阴,并使用无菌手套及器械,以防发生感染。⑥无性生活者禁做阴道窥器检查和双合诊检查,一般仅限于直肠 - 腹部诊。如确有检查必要时,应先征得病人及其家属同意后,方可用示指放入阴道扪诊,或者行阴道窥器检查或双合诊检查。⑦怀疑有盆腔内病变而腹壁肥厚、高度紧张不合作或无性生活史病人,如妇科检查不满意时,可行 B 型超声检查,必要时可在麻醉下进行盆腔检查,以做出正确的判断。⑧男性护理人员对病人进行妇科检查时,应有一名女性医护人员在场,以减轻病人紧张心理,并可避免发生不必要的误会。

(顾　炜)

第四章
妊娠期妇女的护理

练 习 题

一、名词解释

1. 着床
2. 胎方位
3. 黑加征
4. 围生医学
5. 围生期

二、选择题

（一）A1 型题

1. 妊娠是指
    A. 胚胎在母体内发育成长的过程
    B. 胚胎和胎儿在母体内发育成长的过程
    C. 胎儿在母体内发育成长的过程
    D. 胎儿在母体内成熟的过程
    E. 胚胎在母体内成熟的过程

2. 晚期囊胚侵入到子宫内膜的过程称为
    A. 受精   B. 精子获能   C. 受精卵输送
    D. 受精卵发育   E. 受精卵着床

3. 早期妊娠的诊断可以通过免疫学方法测量血中的
    A. 雌激素含量   B. 孕激素含量
    C. 绒毛膜促性腺激素含量   D. 胎盘生乳素含量
    E. 缩宫素含量

4. 妊娠中期以后,羊水的重要来源是
    A. 母体血清的透析液   B. 胎儿血清的透析液
    C. 胎儿尿液   D. 胎盘血清的透析液
    E. 胎儿肺

5. 动脉导管位于胎儿肺动脉及主动脉弓之间,生后肺循环建立,动脉导管闭锁成
    A. 卵圆孔   B. 动脉韧带   C. 静脉韧带
    D. 小动脉   E. 小静脉

6. 妊娠期子宫明显增大变软,妊娠晚期子宫多呈不同程度的

A. 右移　　　　B. 左移　　　　C. 右旋　　　　D. 左旋　　　　E. 上旋

7. 妊娠期孕妇乳晕变黑,乳晕上的皮脂腺肥大形成散在的结节状小隆起称

    A. 乳晕淋巴结　　　　　　　B. 乳晕色素沉着　　　　　　C. 乳晕增生

    D. 乳腺小叶　　　　　　　　E. 蒙氏结节

8. 随着妊娠的进展,孕妇逐渐关心孩子的喂养和生活护理等方面的知识,这种现象在心理学上称之为

    A. 筑巢反应　　　　　　　　B. 内省　　　　　　　　　　C. 惊讶

    D. 震惊　　　　　　　　　　E. 情绪不稳定

9. 胎儿身体纵轴与母体身体纵轴之间的关系称

    A. 胎势　　　　B. 胎先露　　　　C. 胎方位　　　　D. 胎位　　　　E. 胎产式

10. 产前检查开始的时间是

    A. 从确诊早孕开始　　　　　　　　B. 停经 60 天开始

    C. 停经 80 天开始　　　　　　　　D. 停经 100 天开始

    E. 停经 120 天开始

11. 预产期(公历)的正确推算方法是

    A. 末次月经第 1 天起,月份减 7 或加 9,日期加 3

    B. 末次月经第 1 天起,月份减 3 或加 7,日期加 9

    C. 末次月经第 1 天起,月份减 3 或加 9,日期加 15

    D. 末次月经第 1 天起,月份减 2 或加 9,日期加 7

    E. 末次月经第 1 天起,月份减 3 或加 9,日期加 7

12. 妊娠 12 周后,孕妇尿频症状消失是因为

    A. 孕妇饮水减少　　　　　　　　　B. 增大的子宫出盆腔

    C. 使用药物治疗　　　　　　　　　D. 胎位异常

    E. 水钠潴留

13. 妊娠妇女最早、最重要的自觉症状是

    A. 尿频　　　　　　　　　　B. 早孕反应　　　　　　　　C. 停经

    D. 乳房变化　　　　　　　　E. 子宫增大

14. 中期妊娠是指

    A. 妊娠 6~12 周末　　　　　　B. 妊娠 8~12 周末　　　　　C. 妊娠 8~24 周末

    D. 妊娠 13~27 周末　　　　　E. 妊娠 8~28 周末

15. 孕妇自觉胎动的开始时间是

    A. 第 14~16 周　　　　　　　B. 第 16~18 周　　　　　　C. 第 18~20 周

    D. 第 20~22 周　　　　　　　E. 第 22~24 周

16. 超声多普勒法**不能**探测的是

    A. 胎心音　　　　　　　　　B. 胎动音　　　　　　　　　C. 胎儿数目

    D. 脐带血流音　　　　　　　E. 胎盘血流音

17. 妊娠末期,孕妇若较长时间取仰卧姿势,则易发生

    A. 妊娠期高血压疾病　　　　B. 前置胎盘　　　　　　　　C. 胎膜早破

    D. 仰卧位低血压综合征　　　E. 产后出血

18. 孕妇出现尿频、尿急现象,正确的处理措施是

    A. 嘱孕妇保证充足的睡眠

    B. 嘱孕妇多饮水

C. 给予抗感染药物口服

D. 给予抗利尿药物口服

E. 是妊娠期正常的生理变化，不必处理

（二）A2 型题

1. 某女士，27 岁，既往月经规律，现停经 50 天，近 3 天晨起呕吐、厌油，伴轻度尿频，最可能的诊断是

A. 早期妊娠   B. 膀胱炎   C. 病毒性肝炎

D. 继发性闭经   E. 妊娠剧吐

2. 某女，25 岁，妊娠 8 周，此时**不应出现**的症状或体征是

A. 尿妊娠试验阳性   B. 尿频现象

C. 耻骨联合上方扪及子宫底   D. 乳房增大，乳头乳晕着色

E. 早孕反应

3. 妊娠期，孕妇小腿下半部出现水肿，正确的处理措施是

A. 严格限制盐的摄入   B. 严格限制水的摄入   C. 适当限制水的摄入

D. 适当限制盐的摄入   E. 可不做任何限制

4. 朱某，来院产前检查时，宫底位于脐与剑突之间，胎心音正常，末次月经不清，估计妊娠为

A. 第 20 周末   B. 第 24 周末   C. 第 28 周末

D. 第 32 周末   E. 第 36 周末

5. 王某，29 岁，孕 28 周，产前检查正常。咨询自我监护胎儿的方法，正确的指导是

A. 自测宫高   B. 自测腹围   C. 自数胎动

D. 胎教   E. 胎儿电子监护

6. 某孕妇，25 岁，末次月经不详，产科检查测得，腹围 99cm，宫高 35cm，胎头已入盆且固定，5 个月前自感胎动，估计孕周为

A. 26~27 周   B. 28~29 周   C. 30~33 周

D. 34~35 周   E. 36~40 周

7. 周女士，27 岁，确诊妊娠，末次月经 2016 年 3 月 14 日，预产期是

A. 2016 年 11 月 21 日   B. 2016 年 12 月 21 日   C. 2016 年 10 月 21 日

D. 2016 年 11 月 28 日   E. 2016 年 10 月 28 日

（三）A3 型题

（1~2 题共用病例）

产前检查门诊，护士在对前来检查的孕妇做骨盆外测量，测得髂棘间径 23cm、髂嵴间径 25cm、骶耻外径 19cm、坐骨结节间径 7.8cm、耻骨弓角度 90°。

1. 骨盆外测量提示**异常**的是

A. 髂棘间径   B. 髂嵴间径   C. 骶耻外径

D. 坐骨结节间径   E. 耻骨弓角度

2. 应进一步测量

A. 出口前矢状径   B. 出口后矢状径   C. 骶耻内径

D. 出口横径   E. 对角径

（3~4 题共用病例）

某孕妇，末次月经不详，自述停经半年多，检查发现子宫底位于脐与剑突之间，胎心正常。

3. 该孕妇可能的孕周是

A. 24 周末   B. 26 周末   C. 28 周末   D. 30 周末   E. 32 周末

4. 此阶段该孕妇需要做的检查是

    A. 血常规　　　　　　　　B. HCG 测定　　　　　　　　C. 胎心监护

    D. 脑电图　　　　　　　　E. 胸部 X 线透视

三、简答题

1. 简述妊娠期妇女常见的心理反应。

2. 简述鲁宾认为妊娠期妇女应承担的主要责任。

3. 介绍指导孕妇自测胎动的方法。

4. 简述推算预产期的方法。

5. 简述先兆临产的表现。

四、病例分析

1. 孕妇,28 岁,已婚,因"G_1P_0,妊娠 28 周",今日在门诊常规产检。查体:体温 36.8℃,BP135/85mmHg,P82 次 / 分,R20 次 / 分,体重 62kg,身高 156cm,腹围 88cm,宫高 26cm,胎方位 LOA,胎心 140 次 / 分,双下肢脚踝有轻微水肿。实验室检查:血常规显示 Hb98g/L,OGTT 结果正常。该孕妇既往健康,有高血压家族史,孕前体重 50kg,基础血压 120/75mmHg。

请思考:

（1）孕妇可自我监测胎儿发育但本次检查未显示的指标是什么?

（2）如何指导该孕妇休息时的卧位?

（3）如何指导该孕妇合理饮食?

2. 女性,26 岁,已婚,未避孕。平时月经一向规律,现月经过期已 7 日。有恶心呕吐,不能忍受炒菜的油烟味,食欲缺乏,有疲惫感,乳房胀痛。

请思考:

（1）若确诊是否妊娠,需做哪些检查?

（2）如确诊早孕,应如何进行常规产前检查?

（3）针对该孕妇,给予孕早期饮食指导。

3. 孕妇,30 岁,已婚,因"G_1P_0,妊娠 28 周"今日在门诊做常规产检。查体:体温 36.8℃,BP140/85mmHg,P 76 次 / 分,R20 次 / 分,体重 62kg,身高 156cm,腹围 89cm,宫高 27cm,胎方位 LOA,胎心 120 次 / 分,双下肢脚踝有轻微水肿。实验室检查:血常规示 Hb98g/L,OGTT 结果正常。该孕妇既往健康,有高血压家族史,孕前体重 50kg,基础血压 110/70mmHg。

请思考:

（1）该孕妇是否考虑妊娠高血压疾病的诊断? 为什么?

（2）针对该孕妇有哪些饮食方面的建议? 为什么?

4. 孕妇,32 岁,妊娠 39 周,G_1P_0。出现宫缩 1 日,宫缩持续约 20 秒,每隔 10 分钟左右 1 次。认为已临产,来院就诊。

请思考:

（1）该孕妇是否已经临产?

（2）如何判断临产?

（3）有哪些技巧可以帮助她减轻不适感?

参 考 答 案

一、名词解释

1. 着床:晚期囊胚侵入到子宫内膜的过程,称受精卵植入,也称着床。

2. 胎方位:胎儿先露部的指示点与母体骨盆的关系称胎方位,简称胎位。

3. 黑加征:妊娠后子宫增大变软,妊娠6~8周时,阴道黏膜及子宫颈充血,呈紫蓝色,阴道检查子宫随停经月份而逐渐增大,子宫峡部极软,子宫体与子宫颈似不相连,称黑加征。

4. 围生医学:是研究在围生期内加强围生儿及孕产妇的卫生保健,也是研究胚胎的发育、胎儿的生理病理以及新生儿和孕产妇疾病诊断与防治的科学。

5. 围生期:我国采用的围生期,即从妊娠满28周(即胎儿体重≥1000g或身长≥35cm)至产后1周。

二、选择题

(一)A1 型题

1. B　　2. E　　3. C　　4. C　　5. B　　6. C　　7. E　　8. A　　9. E　　10. A

11. E　　12. B　　13. C　　14. D　　15. C　　16. C　　17. D　　18. E

(二)A2 型题

1. A　　2. C　　3. D　　4. E　　5. C　　6. E　　7. B

(三)A3 型题

1. D　　2. B　　3. E　　4. C

三、简答题

1. 妊娠期妇女常见心理反应有:①惊讶和震惊;②矛盾心理;③接受;④情绪不稳定;⑤内省。

2. 鲁宾认为妊娠期妇女应承担的主要责任:①确保能安全顺利度过妊娠期和分娩期;②寻求他人对孩子的接受;③寻求他人对自己母亲角色的认可;④学习为孩子而奉献。

3. 教会孕妇早、中、晚各数1小时胎动,3次胎动数相加之和乘以4,为12小时胎动。12小时胎动<10次为异常。

4. 从末次月经第1天起,月份减3或加9,日期加7为公历的预产期。

5. 分娩发动前,出现预示孕妇不久即将临产的症状,称为先兆临产,包括:假临产、胎儿下降感、见红等。

四、病例分析

1.(1)胎动计数。胎心音计数和胎动计数是孕妇自我监护胎儿宫内情况的一种重要手段。教会孕妇和家庭成员听胎心音与计数胎动,并做记录,不仅了解胎儿宫内情况,而且可以和谐孕妇和家庭成员之间的亲情关系。胎动计数≥6次/2小时为正常,<6次/2小时或减少50%者,均应视为子宫胎盘功能不足,胎儿有宫内缺氧,应及时就诊,进一步诊断并处理。

(2)建议左侧卧位。可以减轻右旋增大子宫对下腔静脉的压迫,下肢稍垫高,以免加重水肿的发生。

(3)补充叶酸,常吃含铁丰富的食物,选用碘盐。孕晚期适量增加奶、鱼、禽、蛋、瘦肉的摄入。共计125g,孕中期开始,每天增加200g奶,使总摄入量达到500g/d;深海鱼类含有较多n-3多不饱和脂肪酸,其中的二十二碳六烯酸(DHA)对胎儿脑和视网膜功能发育有益,每周最好食用2~3次。

2.(1)可做:①妇科检查:子宫增大变软;②妊娠试验:利用孕卵着床后滋养细胞分泌hCG,并经孕妇尿中排出的原理,用免疫学方法测定受检者血或尿中hCG含量,协助诊断早期妊娠。③如就诊时停经时间尚短,根据病史、体征和辅助检查难以确定早孕时,可嘱1周后复诊。避免将妊娠试验阳性作为唯一的诊断依据,因可出现假阳性,导致误诊。

(2)一般情况下产前检查从确诊早孕开始,主要目的是:①确定孕妇和胎儿的健康状况;②估计和核对孕期或胎龄;③制订产前检查计划。根据我国孕期保健需要,2011年中华医学会妇产科分会发布了《孕前和孕期保健指南》,推荐的产前检查时间为:妊娠6~13+6周、14~19+6周、20~23+6周、24~27+6周、28~31+6周、32~36+6周各1次,37~41周则每周检查1次。凡属高危妊娠者,应酌情增加产前检查次数。

（3）①补充叶酸，常吃含铁丰富的食物，选用碘盐；②孕吐严重者，可少量多餐，保证摄入含必要量碳水化合物的食物。孕吐较明显或食欲不佳的孕妇不必过分强调平衡膳食，但每天必须摄取至少130g碳水化合物，首选易消化的粮谷类食物，如180g米或面食，550g薯类或鲜玉米；进食少或孕吐严重者需寻求医师帮助。③适量身体活动，维持孕期适宜增重。体重增长不足者，可适当增加能量密度高的食物摄入；体重增长过多者，应在保证营养素供应的同时注意控制总能量的摄入；健康的孕妇每天应进行不少于30分钟的中等强度身体活动。④禁烟酒，避免被动吸烟和不良空气，适当进行户外活动和运动，愉快孕育新生命，积极准备母乳喂养。

3.（1）不属于。正常孕妇不应超过140/90mmHg，超过者属病理状态。

（2）补充叶酸，常吃含铁丰富的食物，选用碘盐。孕晚期适量增加奶、鱼、禽、蛋、瘦肉的摄入。共计125g左右；孕中期开始，每天增200g奶，使总摄入量达到500g/d；深海鱼类含有较多n-3多不饱和脂肪酸，其中的二十二碳六烯酸（DHA）对胎儿脑和视网膜功能发育有益，每周最好食用2~3次。

4.（1）尚未临产，为假临产。其特点为：宫缩持续时间短（<30秒）且不恒定，间歇时间长而不规则；宫缩的强度不加强；不伴随出现宫颈管消失和宫颈口扩张；常在夜间出现，白天消失；给予镇静剂可以抑制假临产。

（2）临产开始的标志为规律且逐渐增强的子宫收缩，持续约30秒，间歇5~6分钟，同时伴随进行性宫颈管消失、宫口扩张和胎先露部下降。用强镇静药物不能抑制宫缩。

（3）①拉梅兹分娩法：廓清式呼吸、放松技巧、意志控制的呼吸、划线按摩法；②瑞德法：放松技巧、腹式呼吸；③布莱德雷法（丈夫教练法）。

（顾　平）

第五章
分娩期妇女的护理

练 习 题

一、名词解释

1. 分娩
2. 早产
3. 过期产
4. 骨盆轴
5. 骨盆倾斜度
6. 生理缩复环
7. 分娩机制
8. 衔接
9. 临产
10. 总产程

二、选择题

(一) A1 型题

1. 下列**不是**决定分娩难易程度的因素是

    A. 胎位   B. 胎心率   C. 骨盆大小

    D. 产力强弱   E. 胎儿大小

2. 临产后的最主要产力是

    A. 腹肌收缩力   B. 膈肌收缩力   C. 子宫收缩力

    D. 骨骼肌收缩力   E. 肛提肌收缩力

3. 临产后**不属于**正常宫缩特点的是

    A. 极性   B. 对称性   C. 节律性

    D. 持续性   E. 缩复作用

4. 骨盆最狭窄的平面是

    A. 入口平面   B. 出口平面   C. 中上段平面

    D. 中骨盆平面   E. 出口后三角平面

5. 下列**不属于**软产道的是

    A. 骨盆底软组织   B. 子宫体部   C. 子宫下段

    D. 子宫颈   E. 阴道

6. 胎头的最大径线为

A. 枕下前囟径   B. 小枕额径   C. 枕额径

D. 双顶径   E. 双颞径

7. 胎头衔接是指胎头

A. 颅骨进入骨盆入口   B. 枕额径进入骨盆入口

C. 双顶径进入骨盆入口   D. 双顶径达坐骨棘水平

E. 整个胎头进入骨盆腔

8. "S+1"表示胎头的下降程度为

A. 坐骨棘上1cm   B. 坐骨棘下1cm   C. 坐骨结节上1cm

D. 坐骨结节下1cm   E. 坐骨切迹上1cm

（二）A2型题

1. 初孕妇,25岁,妊娠40周,规律性腹痛2小时,每10~20分钟宫缩20秒,伴有阴道流液,查体:先露头,胎心音130次/分,正确的诊断是

A. 妊娠40周,枕前位,临产

B. 妊娠40周,枕前位,分娩先兆

C. 妊娠40周,枕前位,分娩先兆,胎膜早破

D. 孕1产0,妊娠40周,枕前位,临产,胎膜早破

E. 孕1产0,妊娠40周,枕前位,分娩先兆,胎膜早破

2. 某产妇,足月妊娠,阵发性腹痛10小时,宫口开大5cm,头先露,胎头S-2,前囟位于7点处,后囟位于1点处,正确的胎位是

A. 枕右后位   B. 枕左后位   C. 枕右横位

D. 枕右前位   E. 枕左前位

3. 某产妇,足月妊娠,阵发性腹痛10小时,宫口开大5cm,胎头S-2,前囟位于7点处,后囟位于1点处,在分娩中,胎头内旋转时,转动的方向是

A. 顺时针转45°   B. 逆时针转45°   C. 顺时针转90°

D. 逆时针转90°   E. 顺时针转60°

4. 初孕妇,28岁,妊娠38周,阵发性腹痛3小时于14:00时入院。骨盆外测量正常,宫口开大2cm,当日19:00时,宫口开大3cm,最可能的诊断是

A. 产程延长   B. 潜伏期延长   C. 活跃期延长

D. 活跃期停滞   E. 第二产程延长

5. 初孕妇,妊娠40周,阵发性腹痛10小时,于02:00时阴道分娩一活女婴,产后应在产房内观察的时间是

A. 30分钟   B. 1.0小时   C. 1.5小时

D. 2.0小时   E. 2.5小时

6. 初孕妇,26岁,妊娠38周,阵发性腹痛8小时,宫底高度35cm,每2~3分钟宫缩40~50秒,胎心率126次/分,宫口开大4cm,胎头S-2,骨盆内测量对角径12cm,坐骨棘间径9cm,4小时后宫口开全,先露S-0,胎头下降受阻,最可能的原因是

A. 原发性宫缩乏力   B. 骨盆入口狭窄   C. 中骨盆狭窄

D. 出口狭窄   E. 巨大儿

7. 某初产妇,妊娠38周,自觉宫底下降,有一种轻松感,其主要原因是

A. 妊娠晚期的运动   B. 心情舒畅   C. 胎头衔接

D. 胎头俯屈   E. 胎动

8. 初产妇,产后2小时,主诉肛门处有坠胀感,主管护士首先应警惕可能发生了

A. 会阴阴道血肿   B. 尿潴留   C. 腹泻

D. 痔疮   E. 便秘

9. 初产妇,24 岁,规律宫缩 12 小时,连续观察 2 小时,宫口由 6cm 开大至 7cm,胎头坐骨棘下 1cm,胎心率 140 次/分,胎膜未破。此时正确的护理措施是

A. 严密观察产程进展   B. 肌内注射哌替啶

C. 静脉滴注缩宫素   D. 立即行人工破膜

E. 立即行剖宫产术

10. 初产妇,30 岁,妊娠 39 周,规律宫缩 8 小时,血压 110/70mmHg,骨盆正常大小,估计胎儿体重为 2700g,枕左前位,胎心正常范围,经阴道检查宫口开大 3cm,先露平坐骨棘。目前正确的护理措施是

A. 人工破膜

B. 静脉滴注缩宫素

C. 继续观察产程进展

D. 静脉推注地西泮 10mg

E. 静脉缓缓推注 25% 硫酸镁 16ml

11. 初产妇,妊娠 42 周,规律宫缩 10 小时。检查:胎儿较大,估计体重 4000g,枕左前位,胎头高浮,胎心率 168 次/分。骨盆正常大小,宫口开大 2cm。宜选择的分娩方式是

A. 尽快行剖宫产术   B. 静脉注射 10% 葡萄糖液

C. 待宫口开全行胎头吸引术   D. 待宫口开全行产钳助产术

E. 静脉滴注缩宫素加速产程

12. 王女士,妊娠 38 周。查体:规律宫缩,枕右前位,胎心率 140 次/分,宫口开大 7cm。在第一产程的护理措施中,**错误**的是

A. 指导合理进食   B. 休息时取左侧卧位

C. 宫缩时不宜用腹压   D. 每隔 1~2 小时听一次胎心

E. 鼓励每 2~4 小时排尿 1 次

13. 某初产妇,临产 5 小时,胎心率 132 次/分,先露头坐骨棘下 1cm,宫口开 4cm,突觉阴道流水,羊水清,下列护理**错误**的是

A. 立即听胎心

B. 记录破膜时间

C. 常规阴道检查

D. 卧床休息并抬高臀部

E. 破膜超过 12 小时应给抗生素

14. 初产妇,妊娠 38 周,宫高 30cm,胎心率 140 次/分,宫口开全 30 分钟,胎头已拨露,使阴唇后联合紧张,首要的措施是

A. 静脉滴注地西泮   B. 适当保护会阴   C. 行胎头吸引术

D. 行产钳助产术   E. 行剖宫产术

15. 新生儿娩出后 1 分钟:心率 90 次/分,无呼吸,四肢稍屈,刺激咽喉部稍有反应,但无咳嗽,皮肤青紫,新生儿 Apgar 评分是

A. 10 分   B. 8 分   C. 6 分   D. 4 分   E. 2 分

16. 初产妇,足月临产入院,检查:宫口开大 6cm,枕右前位,胎心正常,其他无异常,以下护理措施中**错误**的是

A. 鼓励进食   B. 清洁外阴   C. 督促小便

D. 做好心理护理　　　　　　　　E. 给予温肥皂水灌肠

（三）A4 型题

（1~3 题共用病例）

冯女士,27 岁,第 2 孕。妊娠 39 周,初产妇。临产 6 小时,宫口开大 4cm;临产 11 小时,宫口开全,先露头与坐骨棘平,胎心正常。

1. 此时的产程属于
   A. 正常产程　　　　　　　　B. 潜伏期延长　　　　　　　　C. 活跃期延长
   D. 第一产程延长　　　　　　E. 第二产程延长

2. 阴道检查后,听诊胎心率 168 次/分,应立即
   A. 准备产钳助产　　　　　　　　　B. 左侧卧位并吸氧
   C. 剖宫产术前准备　　　　　　　　D. 输液补充营养与体力
   E. 滴注缩宫素加强宫缩

3. 新生儿娩出后,首选的处理是
   A. 保暖　　　　　　　　　　　　　B. 清理呼吸道
   C. 用呼吸兴奋剂　　　　　　　　　D. 脐血管内注射强心剂
   E. 刺激新生儿使其大声啼哭

三、简答题

1. 简述决定分娩的因素。

2. 简述子宫收缩的特点。

3. 简述临产后宫颈的变化,初产妇与经产妇有何不同?

4. 枕先露的分娩机制由哪些动作完成?

5. 简述临产的征象。

6. 简述总产程的分期。

7. 简述第一产程宫缩痛的评估方法。

8. 简述第一产程孕妇心理评估的方法。

9. 简述胎盘剥离的征象。

10. 胎盘剥离及排出方式有哪几种?

11. 简述新生儿 Apgar 评分依据和评分方法。

12. 简述分娩疼痛的产生机制。

四、病例分析

1. 李女士,26 岁,因"G_1P_0,孕 38^{+4} 周,规律性宫缩 2 小时,临产"入院。
请思考:
（1）护理评估的重点内容有哪些?
（2）主要的护理诊断/问题是什么?
（3）应采取哪些护理措施?

2. 张女士,30 岁,因"G_1P_0 孕 39^{+4} 周,规律性宫缩 4 小时,临产"入院。入院后检查:胎心 135 次/分,宫缩间隔 2~3 分钟,持续 45 秒,子宫收缩强度"中";宫口开大 5cm,先露为胎头,"+1"。
请思考:
（1）该孕妇目前处于第几产程?
（2）护理评估的重点内容有哪些?
（3）主要的护理诊断/问题是什么?
（4）应采取哪些护理措施?

参 考 答 案

一、名词解释

1. 分娩：妊娠满 28 周（196 日）及以上，胎儿及其附属物从临产开始到由母体娩出的全过程。

2. 早产：妊娠满 28 周至不满 37 足周期间分娩。

3. 过期产：妊娠满 42 周及以后分娩。

4. 骨盆轴：连接骨盆各平面中点的假想曲线。

5. 骨盆倾斜度：指妇女站立时，骨盆入口平面与地平面所形成的角度，一般为 60°。

6. 生理缩复环：临产后由于子宫肌纤维的缩复作用，子宫上段肌壁越来越厚，子宫下段肌壁被牵拉越来越薄，子宫上下段的肌壁厚薄不同，在两者间的子宫内面形成一环隆起称为生理缩复环。

7. 分娩机制：胎儿先露部在通过产道时，为适应骨盆各平面的不同形态，被动地进行一系列适应性转动，以其最小径线通过产道的过程。

8. 衔接：胎头双顶径进入骨盆入口平面，颅骨最低点接近或达到坐骨棘水平，称为衔接。

9. 临产：有规律且逐渐增强的子宫收缩，持续 30 秒或以上，间歇 5~6 分钟，同时伴随进行性子宫颈管消失、宫颈口扩张和胎先露下降。即使使用强镇静药也不能抑制宫缩。

10. 总产程：即分娩全过程，从临产开始至胎儿胎盘完全娩出为止。

二、选择题

（一）A1 型题

1. B   2. C   3. D   4. D   5. B   6. C   7. C   8. B

（二）A2 型题

1. E   2. E   3. B   4. B   5. D   6. C   7. C   8. A   9. D   10. C

11. A   12. D   13. C   14. A   15. D   16. E

（三）A4 型题

1. A   2. B   3. B

三、简答题

1. 决定分娩的因素有 4 个：产力、产道、胎儿和待产妇的精神心理因素。

2. 临产后的子宫收缩力特点为节律性、对称性、极性和缩复作用。

3. 临产后，宫颈的变化有宫颈管消失和宫口扩张。初产妇多是宫颈管先短缩消失，宫口后扩张；经产妇则多是宫颈管短缩消失与宫口扩张同时进行。

4. 枕先露的分娩机制顺序为衔接、下降、俯屈、内旋转、仰伸、复位及外旋转、胎儿娩出，其中下降贯穿于分娩全过程。

5. 有规律且逐渐增强的宫缩，持续 30 秒或 30 秒以上，间歇 5~6 分钟，伴随进行性宫颈管消失、宫口扩张和胎先露部下降。

6. 分为 3 个产程。第一产程又称宫颈扩张期，指临产开始至宫口开全为止。第二产程又称胎儿娩出期，指从宫口完全扩张到胎儿娩出的过程。第三产程又称胎盘娩出期，指胎儿娩出到胎盘胎膜娩出的过程。

7. ①询问孕妇对疼痛的感受；②观察孕妇面部表情，了解疼痛的部位及程度；③根据孕妇的病情和认知水平选择不同的疼痛评估工具，如数字评分法、文字描述评定法、面部表情疼痛评定法等进行疼痛评估及结果评价。

8. ①与孕妇交谈，了解其心理状态；②观察孕妇的行为，如身体姿势是放松或紧张，睡眠及饮食情况有无改变，呻吟、尖叫或沉默等；③用心理评估工具，如状态 - 特质焦虑量表可评估孕妇即刻和经常的心理状况。

9. ①宫体变硬呈球形,胎盘剥离后降至子宫下段,下段被扩张,宫体呈狭长形被推向上,宫底升高达脐上;②剥离的胎盘降至子宫下段,阴道口外露的一段脐带自行延长;③阴道少量流血;④用手掌尺侧在产妇耻骨联合上方轻压子宫下段时,宫体上升而外露的脐带不再回缩。

10. ①胎儿面娩出式:胎盘从中央开始剥离,而后向周围剥离,其特点是胎盘先排出,以胎儿面先排出,随后见少量阴道流血;②母体面娩出式:胎盘从边缘开始剥离,血液沿剥离面流出,其特点是先有较多量阴道流血,胎盘后排出,以母体面排出。

11. Apgar评分法是以新生儿出生后心率、呼吸、肌张力、喉反射及皮肤颜色五项体征为依据,可在出生后第1、5、10分钟分别进行评分,每项正常为2分,满分是10分,8~10分属正常新生儿。

12. ①宫颈生理性扩张刺激了盆壁神经,引起后背下部疼痛;②宫缩时的子宫移动引起腹部肌肉张力增高;③宫缩时子宫血管收缩引起子宫缺氧;④胎头压迫引起会阴部被动伸展而致会阴部固定性疼痛;⑤会阴切开或裂伤及其修复;⑥分娩过程中膀胱、尿道、直肠受压;⑦产妇紧张、焦虑及恐惧可导致害怕-紧张-疼痛综合征。

四、病例分析

1.(1)评估重点

1)健康史:了解孕期产前检查情况,B型超声等重要辅助检查结果等。

2)身体状况:①一般状况:观察生命体征、精神状态、饮食与大小便情况等。②子宫收缩:子宫收缩开始的时间,目前宫缩的强度、间隔时间与持续时间。③胎心:听诊胎心率,有条件者用电子胎儿监护仪监测胎心的频率、与宫缩的关系等。④产程进展:通过阴道检查了解宫口扩张及胎头下降情况。⑤疼痛评估:询问孕妇对疼痛的感受,观察孕妇面部表情,必要时应用疼痛评估工具。

3)心理状况:通过与孕妇交谈,观察孕妇的行为,用心理评估工具等评估孕妇的心理状况。

(2)主要护理诊断/问题:①疼痛 与子宫收缩有关。②焦虑 与知识缺乏,担心自己和胎儿的安全有关。

(3)护理措施

1)一般护理:①生命体征监测:每4~6小时测量1次体温、血压、脉搏、呼吸。②饮食指导:鼓励孕妇在宫缩间歇少量多次进食高热量、易消化、清淡的食物。③休息与活动:鼓励孕妇在室内活动,利于产程进展。④排尿及排便:鼓励孕妇每2~4小时排尿1次,以免膀胱充盈影响宫缩及胎先露下降。⑤人文关怀:陪伴孕妇,给予鼓励和心理支持,采取非药物镇痛方法减轻分娩疼痛。

2)专科护理:①监测胎心:每小时听胎心1次。②观察宫缩:每2~4小时观察1次。③观察产程进展情况:通过阴道检查判断宫口扩张程度及胎头下降程度。

2.(1)产程:第一产程。

(2)评估重点

1)健康史:了解孕期产前检查情况,B型超声等重要辅助检查的结果;询问宫缩开始的时间、强度及频率等。

2)身体状况:①一般状况:包括生命体征、精神状态、饮食与大小便情况等。②子宫收缩:子宫收缩的强度、间隔时间与持续时间。③胎心:听诊胎心率,有条件者用电子胎儿监护仪监测胎心以及与宫缩的关系。④产程进展:通过阴道检查了解宫口扩张及胎头下降情况。⑤疼痛评估:询问孕妇对疼痛的感受,观察孕妇面部表情,或应用疼痛评估工具。

3)心理状况:通过与孕妇交谈,观察孕妇的行为,用心理评估工具等评估孕妇的心理状况。

(3)主要护理诊断/问题:①疼痛 与宫缩很强有关。②焦虑 与担心自己和胎儿的安全有关。

(4)护理措施

1)一般护理:①生命体征监测:宫缩频繁致出汗多,加之阴道流出血性分泌物,易致感染,因此在做好基础护理的同时,应注意测量体温及血压,发现异常增加测量次数并给予相应处理。②饮食指导:鼓励孕妇在宫缩间歇期进食高热量、易消化、清淡的食物。③休息与活动:鼓励孕妇在宫缩间歇充分休息,或在室内活动。④排尿及排便:鼓励孕妇每 2~4 小时排尿 1 次,以免膀胱充盈影响产程进展。⑤人文关怀:陪伴孕妇,给予鼓励和心理支持,采取非药物或药物镇痛方法减轻分娩疼痛。

2)专科护理:①监测胎心:15~30 分钟听诊胎心 1 次,每次听诊 1 分钟。②观察宫缩:每 1~2 小时观察 1 次。③观察产程进展情况:通过阴道检查判断宫口扩张及胎头下降程度。

(罗碧如)

第六章
产褥期管理

练 习 题

一、名词解释

1. 产褥期

2. 子宫复旧

3. 泌乳热

4. 恶露

5. 正常足月新生儿

二、选择题

（一）A1 型题

1. 关于正常产褥期的时间，下列正确的是
    A. 产后 2 周　　　　　　B. 产后 4 周　　　　　　C. 产后 6 周
    D. 产后 9 周　　　　　　E. 产后 13 周

2. 关于产褥期妇女子宫复旧的描述，下列正确的是
    A. 产后 4 周宫腔表面均由新生的内膜修复
    B. 宫颈外口于产后 3 日恢复到未孕状态
    C. 产后 2 周宫颈完全恢复至正常状态
    D. 子宫体恢复到未孕大小需 4 周左右
    E. 产后 1 周缩小至妊娠 12 周大小

3. 关于产后子宫进入骨盆腔的时间，下列说法正确的是
    A. 产后第 1 天　　　　　B. 产后第 3 天　　　　　C. 产后第 5 天
    D. 产后第 7 天　　　　　E. 产后第 10 天

4. 关于子宫复旧，下列**错误**的描述是
    A. 产后 4 周宫颈完全恢复正常形态
    B. 产后 4 周子宫恢复至非孕期大小
    C. 产后 2~3 日宫颈口可容 2 指
    D. 产后 1 周子宫重量约为 500g
    E. 产后 10 日子宫降至骨盆腔内

5. 有关正常产褥期妇女生命体征的评估，下列**错误**的是
    A. 产后体温 24 小时内可略升高，但不超过 38℃
    B. 产后 3~4 日出现的发热可能与泌乳热有关

C. 呼吸每分钟 16~20 次

D. 脉搏每分钟 60~70 次

E. 产后血压平稳,和产前一致

6. 有关胎盘附着部为子宫内膜完全修复的时间,下列正确的是

A. 2 周　　　　B. 3 周　　　　C. 4 周　　　　D. 5 周　　　　E. 6 周

7. 有关正常产褥期激素变化的描述,下列**错误**的是

A. 雌激素产后 1 周降到未孕水平

B. 孕激素产后 1 周降到未孕水平

C. 胎盘生乳素产后 6 小时测不出

D. 不哺乳者催乳素产后 2 周降到未孕水平

E. 哺乳者催乳素产后降到未孕水平

8. 关于初乳的界定,下列正确的是

A. 产后 3 天内的乳汁　　　　　　　　　B. 产后 4 天内的乳汁

C. 产后 7 天内的乳汁　　　　　　　　　D. 产后 10 天内的乳汁

E. 产后 14 天内的乳汁

9. 关于初乳的描述,下列**错误**的是

A. 初乳因含 β- 胡萝卜素和有形物质较多呈淡黄色且质稠

B. 初乳含分泌型 IgA 和 IgG 较成熟乳多

C. 初乳中脂肪和乳糖含量较成熟乳多

D. 初乳是产后 7 日内分泌的乳汁

E. 初乳中含蛋白质较成熟乳多

10. 关于子宫的描述,下列**错误**的是

A. 产后 10 日降到骨盆腔内

B. 残存的子宫内膜基底层逐渐再生出新的功能层

C. 产后 3 周宫腔表面均由新生内膜修复

D. 产后 1 周缩小到妊娠 12 周大小

E. 胎盘附着处子宫内膜完全修复需 6 周

11. 关于产褥期促进乳汁分泌的条件,下列**错误**的是

A. 产后产妇血中激素水平是低雌激素、高催乳激素

B. 保证产妇休息、睡眠和饮食,避免精神刺激

C. 哺乳时间以产后 24 小时为宜

D. 吸吮是保持乳腺不断泌乳的关键

E. 催产素可促使乳汁分泌

12. 关于正常产妇月经与排卵变化的描述,下列**错误**的是

A. 不哺乳产妇通常在产后 10 周左右恢复排卵

B. 不哺乳产妇通常在产后 6~10 周月经复潮

C. 哺乳产妇通常在产后 4~6 个月恢复排卵

D. 哺乳产妇如无月经来潮不会受孕

E. 哺乳产妇月经复潮延迟

13. 关于产褥期产妇消化系统的变化,下列**错误**的是

A. 产后数日内产妇常感口渴,但食欲好

B. 胃肠道蠕动力 1~2 周逐渐恢复正常

C. 产后数日内喜欢流质或半流质饮食

D. 产妇产后容易出现肠胀气

E. 产后产妇易发生便秘

14. 关于恶露,下列**错误**的是

A. 产后 14 日后为白色恶露

B. 正常恶露可持续 4~6 周

C. 正常恶露总量为 250~500ml

D. 正常恶露有腥味和臭味

E. 产后 3 日内为血性恶露

15. 关于鼓励产妇排尿的时间,下列正确的是

A. 产后 2 小时   B. 产后 3 小时   C. 产后 4 小时

D. 产后 6 小时   E. 产后 8 小时

16. 关于产后复查的时间,下列正确的是

A. 产后 21 天   B. 产后 28 天   C. 产后 35 天

D. 产后 42 天   E. 产后 49 天

17. 关于新生女婴阴道出血最常见的原因,下列说法正确的是

A. 损伤   B. 感染

C. 赘生物   D. 雌激素消退

E. 新生儿出血性疾病

18. 关于新生儿居室的温度和湿度,下列正确的是

A. 室温保持在 20~22℃,相对湿度在 30%~40% 为宜

B. 室温保持在 22~24℃,相对湿度在 40%~50% 为宜

C. 室温保持在 24~26℃,相对湿度在 50%~60% 为宜

D. 室温保持在 26~28℃,相对湿度在 60%~70% 为宜

E. 室温保持在 28~30℃,相对湿度在 70%~80% 为宜

19. 关于新生儿接种卡介苗的禁忌证,下列**错误**的是

A. 体温高于 37℃   B. 早产儿   C. 低体重儿

D. 产伤   E. 先天性心脏病

20. 目前**不推荐**的退奶方法是

A. 维生素 B_6 B. 少进汤汁   C. 生麦芽

D. 雌激素   E. 芒硝

21. 关于哺乳产妇推荐的补充铁剂时间,下列正确的是

A. 1 个月   B. 2 个月   C. 3 个月

D. 4 个月   E. 5 个月

22. 产妇体温过高是指体温超过

A. 37℃   B. 38℃   C. 38.5℃

D. 39℃   E. 39.5℃

23. 哺乳产妇恢复排卵的时间是产后

A. 4~6 个月   B. 10 周   C. 8 周

D. 7 周   E. 6 周

24. 与新生儿消化道、呼吸道感染的相关免疫球蛋白,下列正确的是

A. IgA   B. IgB   C. IgG

D. IgM   E. IgE

25. 胎盘附着面子宫内膜完全修复需要的时间是产后

    A. 2 周   B. 3 周   C. 4 周

    D. 5 周   E. 6 周

26. 关于新生儿沐浴,下列**错误**的是

    A. 目的是清洁皮肤、促进舒适

    B. 沐浴前喂奶

    C. 室温控制在 26~28℃

    D. 水温控制在 38~42℃

    E. 每个婴儿用一套沐浴用品

27. 关于新生儿生理性体重下降的恢复时间,下列正确的是出生后

    A. 2~4 天   B. 4~7 天   C. 7~10 天

    D. 10~14 天   E. 14~21 天

28. 关于产妇在产后第 1 日的生命体征变化,下列正确的是

    A. 体温↑脉搏↑呼吸↓血压↓

    B. 体温↑脉搏↑呼吸↑血压↑

    C. 体温↑脉搏↑呼吸↑血压↓

    D. 体温↑脉搏↓呼吸↓血压正常

    E. 体温↓脉搏↑呼吸↑血压正常

29. 产妇白细胞总数恢复正常的时间是产后

    A. 1~2 周   B. 2~3 周   C. 3~4 周

    D. 4~5 周   E. 5~6 周

30. 产后 6 周子宫的重量是

    A. 50~70g   B. 60~80g   C. 70~90g

    D. 80~100g   E. 90~110g

(二) A2 型题

1. 初产妇,正常产后第 3 日,咨询人工喂养。下列**错误**的是

    A. 配方奶适合新生儿的消化能力和肾功能

    B. 掌握喂养技巧

    C. 牛奶必须经过加热、加糖、加水等进行改造

    D. 乳汁不足即可人工喂养

    E. 首选配方奶

2. 某女士,初产妇,无妊娠合并症和并发症,因漏斗骨盆行剖宫产手术,现术后第 2 日。关于其身体状况的评估结果,下列正确的是

    A. 呼吸深慢,以胸式呼吸为主   B. 体温升高,可达 38℃

    C. 宫底在脐下两横指   D. 血压 140/90mmHg

    E. 脉搏 >90 次 / 分

3. 某护士对一剖宫产术 1 周的产妇进行出院指导,下列**错误**的是

    A. 产后 42 日内禁止性交

    B. 月经未恢复者可以不避孕

    C. 哺乳者宜选择工具避孕

    D. 不哺乳者可选用药物避孕

E. 根据产后检查情况恢复性生活

4. 某产妇,产后第3天,向护士咨询化验检查结果是否正常。关于产后血液循环系统变化的描述,下列正确的是

    A. 中性粒细胞与淋巴细胞较产前无改变

    B. 红细胞计数和血红蛋白较产前无改变

    C. 血容量于产后4周恢复未孕状态

    D. 产褥早期血液处于高凝状态

    E. 血小板减少

5. 王女士,产后第3日,护士对其进行母乳喂养指导,下列**错误**的是

    A. 上班母亲可用配方奶代替   B. 强调母乳喂养的重要性

    C. 保证充足的休息和睡眠   D. 注意乳房卫生

    E. 保持心情愉快

6. 某女士,妊娠39周,阴道自然分娩一女婴,体重3800g。关于产房护士对其采取的护理措施,下列正确的是

    A. 产后2小时阴道流血量不多可排除宫缩乏力

    B. 产后1小时内在产房观察若正常送回病室

    C. 产后2小时严密观察阴道流血情况

    D. 分娩后常规留置导尿管

    E. 产后1小时可进普通饮食

7. 30岁产妇,2小时前自然分娩一女婴,产科护士向其进行健康宣教。有关产褥期保健的内容,下列**错误**的是

    A. 阴道分娩者产后6~12小时起床稍活动

    B. 尽早活动及做产后体操有助于体力恢复

    C. 产后42日内禁止性生活

    D. 产褥早期可参加重体力劳动

    E. 注意保持外阴清洁

8. 王女士,自然分娩一女婴,现产后第4日,产科护士对其进行出院指导。有关产褥期保健内容,下列**错误**的是

    A. 产后42天做产后健康检查

    B. 产褥期后性生活应做好避孕

    C. 出院后继续做产后健身操直至产后6周

    D. 产褥期禁止性生活

    E. 至少做一次产后访视

9. 某女士,剖宫产术后4天,无产后并发症,因手术伤口疼痛和乳汁分泌不足,准备放弃母乳喂养,护士对其进行母乳喂养指导。有关母乳喂养的内容,下列**错误**的是

    A. 母乳是婴儿的最佳食品

    B. 初乳中含有丰富的蛋白质

    C. 乳汁分泌与产妇情绪无关

    D. 初乳中含有丰富的抗体和初乳小体

    E. 哺乳过程中乳汁成分的变化以脂肪最明显

10. 产妇王某,30分钟前阴道分娩一男婴,现留在产房中接受护士的观察2小时。**不急需**观察的项目是

A. 生命体征   B. 阴道流血   C. 膀胱充盈

D. 宫底高度   E. 乳汁分泌

11. 某产妇,分娩后第 3 日,体温 37.8℃,子宫收缩好,无压痛,会阴伤口红肿、疼痛,恶露淡红色,无臭味,双乳软,无硬结。关于发热最可能的原因,下列正确的是

A. 上呼吸道感染   B. 泌尿系统感染   C. 会阴伤口感染

D. 乳头皲裂   E. 乳腺炎

12. 某产妇,剖宫产术后 10 日,母乳喂养,乳房不胀,新生儿吸双乳后仍哭闹而加代乳品。关于对该产妇的护理措施,下列**错误**的是

A. 增加新生儿吸吮次数   B. 用吸乳器吸乳刺激

C. 保障充足睡眠   D. 饮用催乳剂

E. 调节饮食

13. 王女士,足月顺产第 4 日,母乳喂养,乳房胀痛,无红肿,乳汁排流不畅,体温 38.2℃。关于对其采取的护理措施,下列正确的是

A. 多喝水   B. 吸乳器吸乳

C. 抗生素治疗   D. 生麦芽煎服

E. 让新生儿多吸吮双乳

14. 王女士,自然分娩后第 2 日,下腹阵痛,宫底脐下 3 指,无压痛,阴道流血不多,无恶心呕吐。关于对其采取的护理措施,下列正确的是

A. 抗生素预防感染   B. 给予止痛药物   C. 一般不需处理

D. 排除肠梗阻   E. 按摩子宫

15. 张女士,自然分娩一男婴,现在产后第 2 日,护士对新生儿脐部提供护理。有关脐部护理的内容,下列**错误**的是

A. 沐浴后用 75% 乙醇消毒脐带残端及脐轮周围

B. 尿布勿超过脐部以防尿粪污染

C. 有肉芽增生用 10% 硝酸银灼烧

D. 脐部红肿无需处理

E. 保持脐部清洁干燥

(三) A3 型题

(1~2 题共用病例)

经产妇,经阴道分娩一男婴,诉说目前乳房胀痛,下腹部阵痛,体检:乳房胀,无红肿,子宫硬,脐下 2 指,阴道流血不多。

1. 缓解乳房胀痛的首选的护理措施是

A. 让新生儿多吸吮   B. 生麦芽煎汤喝   C. 芒硝外敷乳房

D. 用吸奶器吸乳   E. 多喝汤水

2. 向产妇解释下腹阵痛,下列正确的是

A. 正常产后宫缩痛   B. 属于异常疼痛   C. 用止痛药物

D. 1 周后消失   E. 用宫缩剂

(3~4 题共用病例)

某产妇,会阴侧切术后 4 天,阴道出血不多,自觉会阴胀痛,发热。查体:体温 38℃,会阴局部红肿,有硬结。

3. 该产妇可能的问题是

A. 会阴切口血肿   B. 会阴切口感染   C. 子宫内膜炎

D. 阴道壁血肿   E. 呼吸道感染

4. 针对以上问题的护理措施,**错误**的是

  A. 保持会阴部清洁干燥   B. 延期拆线的时间

  C. 局部切口拆线   D. 抗生素治疗

  E. 局部理疗

（5~8 题共用病例）

初产妇,因胎儿宫内窘迫行剖宫产术。

5. 现术后第 1 日,母婴同室,产科护士为其提供护理。关于护士观察到的新生儿生理特点,下列**错误**的是

  A. 呼吸以腹式呼吸为主

  B. 心前区可听到心脏杂音

  C. 出生后 24 小时出现生理性黄疸

  D. 胃贲门括约肌不发达,哺乳后易溢乳

  E. 存在觅食反射、吸吮反射、拥抱反射及握持反射

6. 术后第 2 日,护士指导产妇进行正确的母乳喂养。关于母乳喂养的方法,下列**错误**的是

  A. 每次哺乳时都应吸空一侧乳房后再吸吮另一侧乳房

  B. 哺乳结束挤出少许乳汁涂在乳头和乳晕上

  C. 定时哺乳促进乳汁分泌

  D. 产后 1 周应频繁哺乳

  E. 按需哺乳

7. 术后第 3 日,护士、指导产妇学习为新生儿沐浴。关于护士新生儿沐浴的注意事项,下列**错误**的是

  A. 防止交叉感染   B. 沐浴前可喂奶

  C. 沐浴时水温 38~42℃   D. 防止婴儿受凉、损伤

  E. 操作者的手始终注意保护婴儿

8. 术后第 4 日,产妇出院,社区护士为其进行产后家庭访视。关于检查与指导的内容,下列正确的是

  A. 观察子宫复旧、恶露的颜色及性质   B. 室温保持在 24~28℃

  C. 观察新生儿智力发育   D. 可以承担家务劳动

  E. 做妇科检查

（四）A4 型题

（1~5 题共用病例）

初产妇,27 岁,阴道助娩一男婴,产后 1.5 小时在产房观察。

1. 关于在产房的重点观察内容,下列**错误**的是

  A. 子宫收缩、出血量   B. 产妇饮食情况

  C. 膀胱充盈情况   D. 阴道有无血肿

  E. 宫底高度

2. 产后 6 小时未排尿,子宫收缩好,出血不多,查体:宫底脐上 1 指。关于其可能的问题,下列正确的是

  A. 子宫复旧不良   B. 宫腔积血   C. 卵巢肿瘤

  D. 尿潴留   E. 腹胀

3. 针对以上问题的处理方法,下列正确的是

A. 排空膀胱   B. 按摩子宫   C. 定期复查

D. 促进子宫收缩   E. 肌内注射缩宫素

4. 产妇产后 3 天发热,39.2℃,双乳红肿胀痛,有硬结。其可能出现的问题是

A. 乳腺炎   B. 乳汁淤积   C. 子宫内膜炎

D. 会阴伤口感染   E. 上呼吸道感染

5. 针对以上问题,最恰当的处理措施是

A. 口服中药治疗   B. 抗生素治疗   C. 新生儿吸吮

D. 局部湿敷   E. 按摩乳房

三、简答题

1. 简述会阴伤口异常的护理。

2. 简述母乳喂养的注意事项。

四、病例分析

1. 陈女士,28 岁,G_1P_1,孕 40 周临产入院。入院次日晨 4 时行会阴侧切术,产钳助娩一女婴,体重 4000g。产后第 1 日,查体发现体温 37.8℃,脉搏 70 次 / 分,呼吸 18 次 / 分,血压 120/75mmHg;子宫平脐,阴道流出血鲜红色;会阴切口缝合处水肿,无压痛。产妇自述尿量增多,且哺乳时出现下腹部疼痛;乳房胀痛,但无乳汁分泌;产妇住在母婴病房,自感焦虑。

请思考:

(1) 该产妇的表现有无异常?

(2) 如何对该产妇进行乳房护理?

2. 周女士,G_2P_1,阴道分娩一足月女婴,羊水清,出生后 1 分钟 Apgar 评分 8 分,产后半小时母婴进行了皮肤接触,在产房内观察 2 小时后无异常进入休养室。

请思考:

(1) 如何对该新生儿进行评估?

(2) 如何针对该新生儿进行护理和健康指导?

参 考 答 案

一、名词解释

1. 产褥期:从胎盘娩出至产妇全身器官(除乳腺外)恢复至正常未孕状态所需的一段时期,称为产褥期,一般规定为 6 周。

2. 子宫复旧:指妊娠子宫自胎盘娩出后逐渐恢复至未孕状态的过程,一般为 6 周,主要变化为子宫体肌纤维缩复、子宫内膜再生、子宫血管变化及子宫颈和子宫下段的复原。

3. 泌乳热:产后 3~4 日出现乳房血管、淋巴管极度充盈,乳房胀大,伴有 37.8~39℃ 发热,称为泌乳热。

4. 恶露:产后随子宫蜕膜的脱落,含有血液及坏死的蜕膜组织经阴道排出的液体。

5. 正常足月新生儿:是指胎龄≥37 周并 <42 周,出生体重≥2500g 并 <4000g,无畸形或疾病的活产婴儿。

二、选择题

(一) A1 型题

1. C	2. E	3. E	4. A	5. C	6. E	7. E	8. C	9. C	10. C
11. C	12. D	13. A	14. D	15. C	16. D	17. D	18. C	19. A	20. D
21. C	22. B	23. A	24. A	25. E	26. B	27. C	28. D	29. A	30. A

（二）A2 型题

1. D　　2. D　　3. B　　4. D　　5. A　　6. C　　7. D　　8. E　　9. C　　10. E

11. C　　12. D　　13. E　　14. E　　15. D

（三）A3 型题

1. A　　2. A　　3. B　　4. B　　5. C　　6. C　　7. B　　8. A

（四）A4 型题

1. B　　2. D　　3. A　　4. A　　5. C

三、简答题

1. 会阴伤口异常的护理

（1）会阴或会阴伤口水肿：可以用 50% 硫酸镁湿热敷，产后 24 小时可用红外线照射外阴。

（2）会阴部血肿：小血肿者 24 小时后可湿热敷或远红外线灯照射，大的血肿应配合医师切开处理。

（3）会阴伤口有硬结：可用大黄、芒硝外敷或用 95% 乙醇湿热敷。

（4）会阴切口疼痛剧烈或产妇有肛门坠胀感：应及时报告医师，以排除阴道壁及会阴部血肿。

（5）会阴伤口感染：应提前拆线引流，并定时换药。

2.

（1）每次哺乳时都应该吸空一侧乳房后，再吸吮另一侧乳房。

（2）每次哺乳后，应将婴儿抱起轻拍背部 1~2 分钟，排出胃内空气，以防吐奶。

（3）哺乳后产妇佩戴合适棉质乳罩。

（4）乳汁确实不足时，应及时补充按比例稀释的牛奶。

（5）哺乳期以 10 个月至 1 年为宜。

四、病例分析

1.（1）该产妇的表现无异常。因为产妇体温在产后 24 小时内可以升高，产后呼吸深慢，产褥期血压平稳，产后第 1 日宫底可以略上升至平脐，子宫复旧可引起宫缩痛，产后 3 日内是血性恶露，呈鲜红色，妊娠期体内潴留大量的液体在产褥早期主要由肾脏排出，导致产后 1 周内尿量增多。产妇体内的雌、孕激素水平下降、产后心理压力及疲劳等导致产妇焦虑。产后哺乳不及时导致乳房充盈而出现乳房胀痛。

（2）乳房护理：鼓励母乳喂养，实行按需哺乳，做到早接触、早吸吮。重视心护理的同时，指导正确的哺乳方法。乳房应经常擦洗，保持清洁、干燥。每次哺乳前柔和地按摩乳房，刺激泌乳反射。哺乳时应让新生儿吸空乳房，如乳汁充足孩子吸不完时，应用吸乳器将剩余的乳汁吸出，以免乳汁淤积影响乳汁分泌，并预防乳腺管阻塞及两侧乳房大小不一等情况。

2.（1）对新生儿评估通过问诊、体格检查等方法评估新生儿的健康史、身体状况（一般检查、头面部、颈部、胸部、腹部、脐带、脊柱四肢、肛门外生殖器、大小便、肌张力及活动情况、反射、亲子互动等）及日常活动进行全面评估。

（2）为新生儿提供的护理和健康教育

1）一般护理：注意环境舒适，室温保持在 24~26℃，相对湿度在 50%~60% 为宜；

定时测新生儿体温，观察呼吸道通畅情况，保持新生儿取侧卧体位，预防窒息。

2）喂养护理　鼓励母乳喂养、母婴同室、按需哺乳

3）日常护理：①沐浴：沐浴时室温控制在 26~28℃，水温控制在 38~42℃ 为宜。②脐部护理：保持脐部清洁干燥，每次沐浴后用 75% 乙醇消毒脐带残端及脐轮周围，然后用无菌纱布覆盖包扎。③皮肤护理：新生儿娩出后用温软毛巾擦净皮肤上的羊水、血迹，产后 6 小时内除去胎脂，剪去过长的指（趾）甲。④臀部护理：尿布要松紧适中，及时更换。大便后用温水清洗臀部，揩干后涂上软膏，预防红

臀、皮疹或溃疡。

4）免疫接种：出生后 12~24 小时接种卡介苗。正常新生儿出生后 1 日、1 个月、6 个月各注射乙肝疫苗 1 次

（王爱华）

7

第七章
高危妊娠管理

练 习 题

一、名词解释

1. 高危妊娠
2. 早期减速
3. 晚期减速
4. 变异减速
5. 产前诊断

二、选择题

（一）A1 型题

1. 简单、有效判断胎儿宫内安危的指标是
   A. 胎动计数
   B. 缩宫素激惹试验
   C. B 超检查
   D. 羊水检查
   E. 胎心监测

2. 第二产程期间诊断胎儿窘迫,最有价值的方法是
   A. 用听筒听取胎心率并计数
   B. 测胎儿头皮血 pH
   C. B 型超声检查羊水平段
   D. 测定孕妇尿雌三醇值
   E. 羊膜镜观察羊水性状

3. 发生变异减速时最简便有效的应对方法是
   A. 迅速镇静
   B. 立刻终止妊娠
   C. 立即抑制宫缩
   D. 给予吸氧
   E. 嘱孕妇左侧卧位

4. 电子胎儿监护中因宫缩时胎头受压而产生的胎心变化的是
   A. 加速
   B. 早期减速
   C. 变异减速
   D. 晚期减速
   E. NST 无反应型

5. 无应激试验的目的是
   A. 观察胎动对宫缩的影响
   B. 观察子宫对缩宫素的敏感性
   C. 观察宫缩对胎心率的影响
   D. 观察胎动后胎心率的影响
   E. 观察宫缩对胎动的反应

6. 宫缩压力试验的目的是

A. 观察胎动后胎心增速的情况

B. 观察宫缩对胎心率的影响

C. 观察子宫对胎动的反应

D. 观察胎心率基线的变异

E. 观察子宫对缩宫素的敏感性

7. 提示胎儿宫内缺氧的结果是

A. OCT 试验阳性

B. 胎动 15 次 /12 小时

C. 胎儿头皮血 pH 值为 7.30

D. NST 出现胎动时伴胎心加速

E. 电子胎儿监护出现胎心率早期减速

8. 对高危妊娠孕妇选择终止妊娠的时间主要取决于

A. 宫颈成熟度   B. 宫颈长度

C. 胎动次数   D. 胎盘功能和胎儿成熟度

E. 电子胎儿监护

9. 胎盘功能的检查方法**不包括**

A. 测量尿雌三醇   B. 测量尿雌激素 / 肌酐比值

C. 测量血清胎盘生乳素   D. 测量羊水脂肪细胞出现率

E. 阴道脱落细胞检查

（二）A2 型题

1. 初产妇,35 岁,停经 8 周,B 超检查提示宫内孕。曾发生过 3 次自然流产,均在孕 3 个月左右。下列护理措施正确的是

A. 有阴道流血时再处理   B. 有宫缩时卧床休息

C. 宫颈内口缝扎术   D. 绝对卧床休息

E. 预防性口服硫酸沙丁胺醇

2. 初产妇,30 岁,妊娠 40 周,无阴道流血,无下腹痛。产检:宫高 33cm,胎方位 ROA,胎心率 145 次 / 分。NST 为有反应型。此时恰当的处理方法是

A. 人工破膜   B. 等待自然临产

C. 剖宫产终止妊娠   D. 促宫颈成熟

E. 缩宫素引产

3. 孕妇,25 岁,末次月经不详,5 个月前自感胎动。产检:宫高 35cm,腹围 99cm,胎头已入盆且固定。此时孕周可能是

A. 24 周   B. 28 周   C. 32 周

D. 34 周   E. 40 周

4. 孕妇,末次月经不详,自述停经半年多,检查发现子宫底位于脐与剑突之间,胎心 140 次 / 分。此阶段该孕妇宜做的检查是

A. 血常规   B. hCG 测定   C. B 型超声

D. 脑电图   E. 胸透

5. 孕妇,32 岁,妊娠 31^{+2} 周,少量阴道流血,以往曾有 3 次早产史,此时的处理应为

A. 抑制宫缩   B. 左侧卧位   C. 加强宫缩

D. 吸氧   E. 给予止血剂

（三）A3 型题

（1~2 题共用病例）

某孕妇，妊娠 36 周，行电子胎儿监护，提示胎儿正常。

1. 其胎心率基线的变异幅度为

    A. 无变异   B. 1~5 次 / 分   C. 6~9 次 / 分

    D. 10~25 次 / 分   E. 26~50 次 / 分

2. 其胎心率基线的变异频率为

    A. 1 次 / 分   B. 2 次 / 分   C. 4 次 / 分

    D. 5 次 / 分   E. 7 次 / 分

（四）A4 型题

（1~3 题共用病例）

孕妇，32 岁，妊娠 42^{+5} 周，无宫缩。产检：宫高 33cm，胎方位 LOA，胎心率 128 次 / 分。2 周前测尿 E$_3$ 值为 18mg/24h，今日复测为 8mg/24h。

1. 尿 E$_3$ 值的减少提示

    A. 胎儿宫内窘迫   B. 胎头受压

    C. 脐带受压   D. 胎盘功能减退

    E. 胎儿过度成熟

2. 若进一步评估胎儿和胎盘情况，属于异常结果的是

    A. 胎动为 26 次 /12 小时

    B. B 超羊水池最大直径 6cm

    C. 血清胎盘生乳素为 5ml/L

    D. NST 有反应型

    E. OCT 出现宫缩后有胎心率晚期减速

3. 针对目前情况，**错误**的处理是

    A. 吸氧

    C. 左侧卧位

    B. 等待自然临产

    D. 做好抢救新生儿的准备

    E. 若无阴道分娩禁忌，可引产

三、简答题

1. 简述应用电子胎儿监护预测胎儿宫内储备能力的方法。

2. 简述缩宫素激惹试验的原理及临床意义。

3. 简述胎儿生物物理评分的主要内容与临床意义。

四、病例分析

1. 孕妇，36 岁，G$_2$P$_0$，孕 32^{+5} 周，因"头晕、视物模糊 3 天"到产科门诊就诊。产检：身高 157cm，体重 85kg，血压 165/110mmHg，双下肢水肿（+++），宫高 33cm，腹围 87cm，胎方位 LOA，胎心 146 次 / 分。辅助检查：血红蛋白 85g/L，尿蛋白（+++）。该孕妇小学文化程度，妊娠前体重 71kg，曾发生自然流产 1 次。

请思考：

（1）该孕妇存在哪些影响妊娠的高危因素？

（2）对该孕妇应进行哪些监护措施？

（3）如何评估胎儿宫内安危？

2. 孕妇，28 岁，G$_1$P$_0$，妊娠 29^{+2} 周，因"阴道流血 3 小时"急诊入院。查体：体温 36.4℃，血压

84/50mmHg,脉搏 106 次 / 分,宫高 28cm,腹围 91cm。

请思考:

（1）如何评估胎儿发育情况?

（2）该孕妇可能存在哪些护理诊断 / 问题?

（3）针对上述护理诊断 / 问题的主要护理措施有哪些?

3. 孕妇,32 岁,G_2P_0,妊娠 35 周,因"阴道流液 2 小时"急诊入院。查体:体温 36.8 ℃,血压 165/120mmHg,脉搏 76 次 / 分,宫高 31cm,腹围 93cm,无宫缩,胎方位 LOA,胎先露高浮,胎心 137 次 / 分。孕妇非常担心早产对胎儿的影响。

请思考:

（1）如何评估胎儿成熟度?

（2）该孕妇可能存在哪些护理诊断 / 问题?

（3）针对上述护理诊断 / 问题的主要护理措施有哪些?

4. 孕妇,25 岁,G_1P_0,妊娠 38^{+3} 周,因"妊娠合并心脏病"住院待产。在做电子胎儿监护时发现有减速发生,减速与宫缩的关系不恒定,下降幅度为 90 次 / 分,持续时间长短不一,但很快能够恢复。

请思考:

（1）如何评估胎儿宫内安危?

（2）胎心率发生了什么变化?

（3）产生上述胎心率变化的临床意义?

参 考 答 案

一、名词解释

1. 高危妊娠:指妊娠期有个人或社会不良因素及有某种并发症或综合征等,可能危害孕妇、胎儿及新生儿或者导致难产者。

2. 早期减速:胎心率减慢的发生与子宫收缩几乎同时开始,子宫收缩后即恢复正常,变化幅度不超过 40 次 / 分。

3. 晚期减速:子宫收缩开始后一段时间(多在高峰后)出现胎心率减慢,但下降缓慢,持续时间长,恢复亦缓慢,是胎儿缺氧的表现。

4. 变异减速:宫缩开始后胎心率不一定减慢,减速与宫缩的关系并不恒定,下降迅速且幅度大(60~80 次 / 分),持续时间长,恢复迅速。

5. 产前诊断:又称宫内诊断或出生前诊断,指在胎儿出生之前应用影像学、生物化学、细胞遗传学及分子生物学等技术,了解胎儿在宫内的发育状况,分析胎儿染色体核型,检测胎儿的生化检查项目和基因等,对胎儿的先天性和遗传性疾病作出诊断。

二、选择题

（一）A1 型题

1. A　　2. B　　3. E　　4. B　　5. D　　6. B　　7. A　　8. D　　9. D

（二）A2 型题

1. D　　2. B　　3. E　　4. C　　5. A

（三）A3 型题

1. D　　2. E

（四）A4 型题

1. D　　2. E　　3. B

三、简答题

1. 预测胎儿宫内储备能力的方法有:①无应激试验:是指在无宫缩、无外界负荷刺激下,观察胎心基线的变异及胎动后胎心率的情况;②宫缩压力试验或缩宫素激惹试验:是通过子宫收缩造成的胎盘一过性缺氧负荷试验及测定胎儿储备能力的试验。

2. OCT 的原理:用缩宫素诱导宫缩,并用电子胎儿监护仪记录胎心率的变化。若多次宫缩后重复出现晚期减速,胎心率基线变异减少,胎动后无胎心率加快,为阳性。若胎心率基线有变异或胎动后胎心率加快,无晚期减速,则为阴性。意义:若为阴性,提示胎盘功能尚佳,未来 1 周胎儿无死亡危险,可在 1 周后重复本试验。若阳性则提示胎盘功能减退,但也可能存在假阳性,需要用其他方法进一步检测胎盘功能。

3. 胎儿生物物理评分是应用多项生物物理现象进行综合评定的方法,常用 Manning 评分法,通过观察 NST、胎儿呼吸运动(FBM)、胎动(FM)、胎儿张力(FT)、羊水最大暗区垂直深度(AFV)共 5 项指标综合判断胎儿宫内安危。总分为 10 分,8~10 分提示胎儿健康,5~7 分提示可疑胎儿窘迫,4 分及以下应及时终止妊娠。

四、病例分析

1.(1)包括:①孕妇自然状况:年龄 36 岁、妊娠前体重超重、受教育时间 <6 年。②疾病因素:曾发生自然流产 1 次。现存在妊娠期高血压疾病、贫血、妊娠期体重增长过多。

(2)包括确定孕龄、监测宫高及腹围、计数胎动、B 型超声检查、监测胎心、胎盘功能检查、胎儿成熟度检查、胎儿缺氧程度检查、胎儿先天性 / 遗传性疾病的检查。

(3)包括计数胎动、电子胎儿监护、B 型超声检查、羊膜镜检查等。

2.(1)①测量宫高、腹围:测量孕妇的宫高、腹围,可间接了解胎儿的发育情况。②B 型超声检查:测量胎儿的双顶径、股骨长,并与孕期正常参考值进行比较。③羊膜腔穿刺:经腹壁羊膜腔穿刺取羊水,测量卵磷脂 / 鞘磷脂(L/S)比值、磷脂酰甘油(PG),泡沫试验或震荡试验,可检查胎儿成熟度。

(2)①有感染的危险　与阴道流血造成机体抵抗力下降有关。②有胎儿窘迫的危险　与阴道流血致子宫 - 胎盘循环血量下降有关。

(3)①预防感染:做好会阴护理和孕妇个人卫生。严密观察与感染有关的体征,如:体温、脉搏、白细胞计数及分类。②病情观察:严密观察病情变化,及时评估并记录孕妇生命体征和胎心胎动情况。准确记录阴道流血量。③协助治疗:遵医嘱开放静脉通路,采取输血、止血措施。根据病情和孕周遵医嘱给予促胎肺成熟治疗。

3.(1)测定胎儿成熟度的方法,除计算妊娠周数、测量宫高与腹围、B 型超声测量胎头双顶径外,还可经腹壁羊膜腔穿刺抽取羊水进行以下检测:①卵磷脂 / 鞘磷脂(L/S)比值:L/S 值 >2 提示胎儿肺成熟;②磷脂酰甘油(PG)测定:>3% 提示肺成熟;③泡沫试验或震荡试验:若两管液面均有完整的泡沫环,提示胎儿肺成熟。

(2)①有感染的危险　与胎膜破裂后易造成病原体感染有关。②有脐带脱垂的危险　与胎膜破裂、羊水流出、胎先露尚未衔接有关。③自能能力受限　与绝对卧床休息、活动无耐力有关。

(3)①预防感染:做好会阴护理和孕妇个人卫生,勤换会阴垫,保持外阴清洁干燥。严密观察与感染有关的体征,如:体温、脉搏、白细胞计数及分类。必要时遵医嘱给予抗生素预防感染。②预防脐带脱垂:因胎先露尚未衔接,孕妇需绝对卧床休息,采取左侧卧位,抬高臀部预防脐带脱垂。③病情观察:严密观察孕妇生命体征、阴道流液情况,及时评估并记录胎心胎动情况。④协助自理:鼓励协助孕妇坚持自我照顾的行为。协助孕妇沐浴、如厕、穿衣、饮食等生活护理,将日常用品放于孕妇伸手可及处。

4.(1)①胎动计数:通过孕妇自我监测胎动,如胎动明显减少提示胎儿宫内缺氧;②电子胎儿监护:如无应激试验的结果为 NST 无反应型,需进一步做缩宫素激惹试验(OCT),若多次反复出现胎心晚期减速,提示胎盘功能减退、胎儿宫内缺氧;③B型超声检查:观察胎动、胎儿肌张力、胎儿呼吸运动及羊水量。另外,脐血流仪检测胎儿脐动脉血流 S/D 比值有助于判断胎儿宫内安危状况;④羊膜镜检查:观察羊水性状、颜色,若已破膜,可直接观察到流出的羊水有无粪染。

（2）发生的是变异减速,其特点是胎心率减速与宫缩无固定关系,下降迅速,下降幅度>70次/分,持续时间长短不一,但恢复迅速。

（3）变异减速的出现提示脐带有可能受压。可改变体位继续观察。如果存在变异减速伴有胎心率基线变异消失,提示可能存在胎儿宫内缺氧。

（周利华）

第八章
妊娠期并发症妇女的护理

练 习 题

一、名词解释

1. 流产

2. 复发性流产

3. 异位妊娠

4. 早产

5. 妊娠期高血压疾病

6. 妊娠期高血压

7. 子痫

8. 妊娠合并慢性高血压

9. 慢性高血压并发子痫前期

10. 妊娠期肝内胆汁淤积症

二、选择题

（一）A1 型题

1. 关于流产的叙述,正确的是

    A. 凡妊娠不足 12 周、胎儿体重不足 500g 而终止者

    B. 凡妊娠不足 28 周、胎儿体重不足 500g 而终止者

    C. 凡妊娠不足 28 周、胎儿体重不足 1000g 而终止者

    D. 凡妊娠不足 37 周、胎儿体重不足 1000g 而终止者

    E. 凡妊娠不足 40 周、胎儿体重不足 1000g 而终止者

2. 导致发生自然流产的最主要原因是

    A. 宫颈松弛   B. 染色体异常   C. 母儿血型不合

    D. 内分泌功能失调   E. 子宫畸形

3. 流产孕妇的主要症状有

    A. 停经、阴道流血、腹痛   B. 停经、早孕反应、腹痛

    C. 尿频、腹痛、阴道流血   D. 停经、乳房变化、尿频

    E. 子宫增大、阴道流血、腹痛

4. 先兆流产与难免流产的主要鉴别点是

    A. 阴道流血时间   B. 宫颈口是否已开

    C. 妊娠反应轻重   D. 下腹疼痛程度

E. 妊娠试验阴性或阳性

5. 与各种流产相对应的临床特点,正确的描述是

    A. 完全流产:腹痛,阴道流血,宫口已开

    B. 先兆流产:宫口未开,阴道出血量少于月经量

    C. 难免流产:阴道出血少,未破膜

    D. 不全流产:宫口未开,阴道出血量减少

    E. 稽留流产:流产连续发生 3 次或 3 次以上

6. 异位妊娠最常发生的部位是

    A. 宫颈   B. 输卵管   C. 卵巢

    D. 腹腔   E. 子宫直肠陷凹

7. 容易发生输卵管妊娠破裂的部位是

    A. 宫角部   B. 间质部   C. 峡部

    D. 壶腹部   E. 伞部

8. 输卵管妊娠最常见的原因是

    A. 内分泌失调   B. 受精卵游走

    C. 输卵管慢性炎症   D. 输卵管手术粘连

    E. 精神神经功能紊乱

9. 某异位妊娠病人,疑有腹腔内出血,此时常用的诊断方法是

    A. 腹部检查   B. 盆腔检查   C. 阴道后穹隆穿刺

    D. B 超   E. 腹腔镜检查

10. 对于先兆早产的孕妇,首要的治疗是

    A. 控制感染   B. 做好接生准备   C. 促胎肺成熟

    D. 抑制宫缩   E. 左侧卧位休息

11. 妊娠期高血压疾病最基本的病生理变化是

    A. 全身小动脉痉挛   B. 胎盘绒毛膜退行性变化

    C. 水钠潴留   D. 底蜕膜出血

    E. 低蛋白血症

12. 妊娠期高血压疾病,用大剂量硫酸镁治疗,最早出现的中毒反应是

    A. 呼吸减慢   B. 尿量增多   C. 尿量减少

    D. 膝腱反射亢进   E. 膝腱反射消失

13. 子痫发作时,首要的护理措施是

    A. 静脉滴注硫酸镁   B. 左侧卧位

    C. 保持呼吸道通畅   D. 保持绝对安静

    E. 监测生命体征

14. 控制子痫的首选药物是

    A. 硫酸镁   B. 冬眠合剂   C. 肼屈嗪

    D. 氢氯噻嗪   E. 20% 甘露醇

15. 下面属于重度子痫前期的临床表现是

    A. BP≥140/90mmHg   B. BP≥160/110mmHg

    C. 尿蛋白(+)   D. 抽搐发作

    E. 尿蛋白(−)

16. 关于妊娠期高血压疾病孕妇产时和产后的护理,**错误**的措施是

A. 在第一产程应严密监测病人的生命体征、尿量、胎心及自觉症状等

B. 尽量缩短第二产程

C. 胎儿娩出前肩后立即静脉推注麦角新碱

D. 胎儿娩出后测血压,病情稳定后方可送回病房

E. 重症病人产后应继续硫酸镁治疗

17. 妊娠期高血压疾病妇女使用硫酸镁解痉时,应停用药物的情况是

A. 尿量 700ml/24 小时   B. 呼吸 18 次 / 分

C. 膝反射消失   D. 血压 130/90mmHg

E. 自觉症状消失或减轻

18. 妊娠期肝内胆汁淤积症首先出现的症状是

A. 皮肤瘙痒   B. 黄疸   C. 尿色变深

D. 粪便色变浅   E. 肝区轻度压痛

19. 妊娠期肝内胆汁淤积症常发生于

A. 妊娠 12 周左右   B. 妊娠 22~24 周   C. 妊娠 28~30 周

D. 妊娠 30~34 周   E. 妊娠足月后

(二) A2 型题

1. 某女士 30 岁,孕 11 周,出现阵发性下腹痛,阴道排出一大块肉样组织,继而阴道大量出血。目前贫血貌,体温 37.2℃。妇科检查:宫口已开,有组织堵塞宫口,子宫较孕周略小,其最可能的诊断是

A. 先兆流产   B. 稽留流产   C. 感染性流产

D. 难免流产   E. 不全流产

2. 某初孕妇,35 岁。目前停经 40 多天,轻度腰酸,下腹疼痛,点滴阴道出血 4 小时。检查外阴阴道正常,宫口未开。子宫软,与孕周基本相符,双侧附件正常,妊娠试验(+),最可能的诊断是

A. 难免流产   B. 完全流产   C. 不全流产

D. 先兆流产   E. 异位妊娠

3. 某孕妇婚后 5 年,第一次怀孕。目前停经 49 天,阴道有少许出血,下腹部轻微疼痛。检查阴道少量血性分泌物,子宫大小符合妊娠月份,宫口闭。实验室检查 HCG(+)。该孕妇最可能的诊断是

A. 先兆流产   B. 完全流产   C. 难免流产

D. 过期流产   E. 习惯性流产

4. 某孕妇 23 岁,月经规律,现停经 59 天阴道出血 2 天,伴下腹隐痛;尿妊娠试验(+)。妇科检查子宫软,略大。如果行流产术并排除宫外孕诊断,则在吸出物中应见到

A. 绒毛组织   B. 子宫内膜组织   C. 血块

D. 胎儿肢体   E. 蜕膜组织

5. 某女士 37 岁,妊娠 36 周检查发现妊娠期高血压疾病,2 小时前突然发生持续性腹痛伴阴道少量流血,面色苍白。首先考虑为

A. 先兆临产   B. 先兆早产   C. 先兆子宫破裂

D. 胎盘早剥   E. 前置胎盘

6. 某孕妇,自然流产 2 次,查原因怀疑为宫颈内口松弛所致。目前孕 9 周,若进行子宫内口缝扎术最好在妊娠的

A. 25~28 周   B. 21~24 周   C. 17~20 周

D. 14~16 周   E. 12~13 周

7. 王女士,28 岁,G3P1,平常月经规律,现停经 40 天,阴道出血 2 天,突发腹痛,伴恶心、呕吐、晕厥就诊。检查:T36.8℃,P120 次 / 分,BP80/50mmHg,面色苍白,十分紧张不安。妇科检查:阴道通畅,

后穹隆饱满,宫颈举痛明显,子宫未检清,左侧宫旁有触痛。对该病人的护理措施**错误**的是

    A. 配合抢救   B. 做好常规阴道手术准备   C. 注意保暖

    D. 给氧吸入   E. 抽血配血

8. 某孕妇 26 岁,宫内孕 37 周,近两天来感觉疲乏、头痛、视物不清。测血压 180/120mmHg,尿蛋白 6g/24h。追问病史 1 个月前血压 150/100mmHg。子宫大小与孕周相符,胎心 150 次 / 分,枕右前位。为该病人提供的护理中**不妥**的是

    A. 病室保持安静清洁   B. 病人尽量取仰卧位

    C. 每日记出入量   D. 每日监测血压

    E. 高蛋白高维生素饮食

9. 39 岁孕妇,孕 2 产 1,BMI=29kg/m^2,孕前患有高血压,其母有重度妊娠期高血压史,考虑**不是**该孕妇罹患妊娠期高血压的易发因素有

    A. 高龄   B. 体质指数过大

    C. 经产妇   D. 孕前高血压

    E. 其母有重度妊娠期高血压史

10. 孕妇钱某,孕 30 周出现皮肤瘙痒,瘙痒常呈持续性,白昼轻,夜间加剧,随后出现黄疸,继而尿色变深,粪便色变浅,肝大但质地软,有轻度压痛,为该病人提供的护理中**不妥**的是

    A. 评估病人皮肤是否受损

    B. 嘱病人适当卧床休息,取左侧卧位

    C. 加强胎儿监护

    D. 观察记录瘙痒程度,以判断病情严重程度

    E. 建议病人勿留长且尖的指甲,戴柔软的棉质手套

（三）A3 型题

（1~2 题共用病例）

孕妇王某,孕 8 周出现阴道流血就诊。自诉流血量在逐渐增多,且有一阵一阵的右侧腹痛。妇科检查发现子宫大小与停经周数相符,宫颈口已扩张,但宫颈口未见组织物。

    1. 该孕妇可被诊断为

    A. 先兆流产   B. 难免流产   C. 不全流产

    D. 完全流产   E. 稽留流产

    2. 对该孕妇的首要处理措施是

    A. 协助组织物完全排出   B. 积极保胎治疗

    C. 静脉滴注抗生素   D. 进行染色体检查

    E. 嘱孕妇禁止性生活

（3~5 题共用病例）

某孕妇,25 岁,结婚 3 年,夫妇同居,未避孕,从未怀孕过,平素月经周期规律,现停经 44 天,在抬重物劳动时突感右下腹剧烈疼痛伴阴道点滴出血半天。体检:BP:100/50mmHg,白细胞总数 9.0×10^9/L。妇科检查见阴道内有少许暗红色血,宫颈举痛明显,后穹隆饱满。

    3. 该孕妇最可能的诊断是

    A. 先兆流产   B. 稽留流产   C. 异位妊娠破裂

    D. 习惯性流产   E. 急性阑尾炎

    4. 对该病人可以协助确诊的检查方法是

    A. 尿 HCG 检查   B. 腹部检查   C. 宫颈黏液检查

    D. 宫颈活体组织检查   E. 后穹隆穿刺

5. 对该病人提供的护理措施中,**错误**的是
    A. 严密观察生命体征变化
    B. 做好输血准备
    C. 监测胎心变化
    D. 立即开通静脉通道
    E. 立即行灌肠术前准备

(6~7 题共用病例)

某孕妇孕 36 周,在乘坐的公共汽车急刹车后突感剧烈腹痛难忍。血压 140/100mmHg。检查:阴道无流血,子宫似足月妊娠大小,硬如板状,压痛明显,胎位不清,胎心约 90 次 / 分。

6. 该孕妇最可能的诊断是
    A. 早产临产
    B. 前置胎盘
    C. 妊娠期高血压疾病
    D. 胎盘早期剥离
    E. 不完全性子宫破裂

7. 对该孕妇的正确处理是
    A. 及时终止妊娠
    B. 期待疗法
    C. 积极降压治疗
    D. 及时抑制宫缩
    E. 积极补充血容量

(8~9 题共用病例)

某孕妇 28 岁,孕 29 周出现皮肤瘙痒,瘙痒发生后一周出现黄疸,病人尿色变深,粪便色变浅,肝大但质地软,有轻度压痛

8. 最可能的诊断是
    A. 妊娠期急性肝病
    B. 妊娠期梗阻性黄疸
    C. 妊娠期皮炎
    D. 妊娠期肝内胆汁淤积症
    E. 妊娠期急性脂肪肝

9. 关于该病,以下说法正确的是
    A. 皮肤瘙痒和黄疸是其最主要的表现,两者缺一不可
    B. 主要危害孕妇
    C. 主要危害胎儿
    D. 血清胆红素升高是其最主要的特异性实验室证据
    E. 在妊早中晚期均可发病

(四)A4 型题

(1~4 题共用病例)

某初孕妇 32 岁,宫内孕 35 周,疲乏,脸色苍白来院。主诉既往身体健康,月经规律。检查见血压 160/95mmHg,脉搏 110 次 / 分,尿蛋白(+),轻度右侧脚踝水肿。无头痛表现。

1. 此病人最可能的诊断是
    A. 一过性血压增高
    B. 轻度子痫前期
    C. 重度子痫前期
    D. 子痫
    E. 妊娠合并慢性高血压

2. 对该妇女进行治疗,首选药物是
    A. 降压药物
    B. 扩充血容量
    C. 利尿治疗
    D. $MgSO_4$ 深肌内注射
    E. 催产素促进宫缩

3. 若对该孕妇积极解痉治疗,应该准备用来解毒的药物是
    A. 10% 葡萄糖酸钙
    B. 10% 葡萄糖酸钠

C. 5% 碳酸氢钠　　　　　　　　　　D. 10% 葡萄糖酸锌

E. 5% 碳酸氢钙

4. 该孕妇发生抽搐时,首要的护理措施是

A. 立即通知医生　　　　　　　　　　B. 观察病情并详细记录

C. 保持呼吸道通畅　　　　　　　　　D. 加床档防止受伤

E. 将病人安排在单人暗室

三、简答题

1. 简述流产的分类。

2. 简述输卵管妊娠流产或破裂后的主要临床表现。

3. 简述重度子痫前期的临床表现。

4. 简述子痫病人的治疗原则。

5. 简述硫酸镁用药前的 3 项检测指标。

6. 简述妊娠期肝内胆汁淤积症的主要症状及出现时间。

四、病例分析

1. 某初产妇,29 岁,G_1P_0,孕 37^{+5} 周,头痛,视物不清 2 日,因今日症状加重收入院。检查:血压 140/95mmHg,脉搏 90 次 / 分,呼吸 20 次 / 分,尿蛋白(+)。胎心率 130 次 / 分,有不规律宫缩。

请思考:

(1)该孕妇还需要进行哪些辅助检查?

(2)该孕妇可能出现的护理问题有哪些?

(3)对该孕妇应采取哪些护理措施?

2. 某妇女,28 岁,停经 44 日,在抬重物时突感右下腹剧烈疼痛,伴阴道流血半日。体检: BP100/50mmHg,WBC 9.0×10^9/L,妇科检查见阴道内有少许暗红色血,宫颈举痛明显,后穹隆饱满。

请思考:

(1)该妇女可能的临床诊断是什么?

(2)针对该妇女简单可靠的检查方法是什么?

(3)该妇女最可能的护理诊断 / 问题是什么?

参 考 答 案

一、名词解释

1. 流产:凡妊娠不足 28 周、胎儿体重不足 1000g 而终止者,称为流产。

2. 复发性流产:指同一性伴侣连续发生 3 次及 3 次以上的自然流产。

3. 异位妊娠:正常妊娠时,受精卵着床于子宫体腔内膜。受精卵在子宫体腔外着床发育时,称为异位妊娠。

4. 早产:指妊娠满 28 周至不满 37 足周之间分娩者。

5. 妊娠期高血压疾病:是妊娠期特有的疾病,包括妊娠期高血压、子痫前期、子痫、慢性高血压并发子痫前期以及妊娠合并慢性高血压。

6. 妊娠期高血压:妊娠期首次出现 BP≥140/90mmHg,并于产后 12 周内恢复正常;尿蛋白(-);病人可伴有上腹部不适或血小板减少。产后方可确诊。

7. 子痫:在子痫前期的基础上出现抽搐发作,或伴昏迷,称为子痫。

8. 妊娠合并慢性高血压:妊娠前或妊娠 20 周前血压≥140/90mmHg,但妊娠期无明显加重;或妊娠 20 周后首次诊断高血压并持续到产后 12 周以后。

9. 慢性高血压并发子痫前期：高血压孕妇于妊娠 20 周以前无蛋白尿，若孕 20 周后出现尿蛋白≥0.3g/24h；或妊娠 20 周后突然出现尿蛋白增加、血压进一步升高，或血小板减少(<100×10⁹/L)。

10. 妊娠期肝内胆汁淤积症：一种在妊娠期出现皮肤瘙痒及黄疸为特点的重要的妊娠期并发症，主要危害胎儿，使围生儿发病率、死亡率以及早产率增高。

二、选择题

（一）A1 型题

1. C   2. B   3. A   4. B   5. B   6. B   7. C   8. C   9. C   10. D
11. A   12. E   13. C   14. A   15. B   16. C   17. C   18. A   19. C

（二）A2 型题

1. E   2. D   3. A   4. A   5. B   6. D   7. D   8. B   9. B   10. C

（三）A3 型题

1. B   2. A   3. C   4. E   5. E   6. D   7. A   8. D   9. C

（四）A4 型题

1. B   2. D   3. A   4. C

三、简答题

1. 先兆流产、难免流产、不全流产、完全流产、稽留流产、习惯性流产。

2. 停经、腹痛、阴道流血、晕厥与休克、腹部包块。

3. ① BP≥160/110mmHg；②尿蛋白≥2.0g/24h 或随机尿蛋白≥(++)；③血清肌酐 >106μmol/L，血小板 <100×10⁹/L；④出现微血管溶血(LDH 升高)；血清 ALT 或 AST 升高；⑤持续性头痛或其他脑神经或视觉障碍；持续性上腹不适。

4. 解痉、降压、镇静，合理扩容及利尿，适时终止妊娠。

5. ①膝腱反射必须存在；②呼吸不少于 16 次 / 分；③尿量每 24 小时不少于 600ml，或每小时不少于 25ml。

6. ①皮肤瘙痒：是首先出现的症状。

②黄疸：在瘙痒发生后 10 天内出现。

四、病例分析

1.（1）辅助检查：尿常规检查，血液检查，肝、肾功能测定，眼底检查，其他检查，如心电图、超声心动图、胎盘功能、胎儿成熟度检查等。

（2）可能的护理问题

1）体液过多   与下腔静脉受增大子宫压迫使血液回流受阻或营养不良性低蛋白血症有关。

2）有受伤的危险   与发生抽搐有关。

3）潜在并发症：胎盘早期剥离。

（3）护理措施

1）保证休息：子痫前期病人住院治疗。保证充分的睡眠，以左侧卧位为宜。

2）调整饮食：需摄入足够的蛋白质(100g/d 以上)、蔬菜，补充维生素、铁和钙剂。食盐不必严格限制。注意水肿情况，全身水肿的孕妇应限制食盐摄入量。

3）密切监护母儿状态：如头痛、视力改变、上腹不适等症状。每日测体重及血压，每日或隔日复查尿蛋白。定期监测血压、胎儿发育状况和胎盘功能。

4）间断吸氧。

5）用药护理：硫酸镁为目前治疗子痫前期和子痫的首选解痉药物，护士应明确硫酸镁的用药方法、毒性反应以及注意事项。

6）遵医嘱，若需适时终止妊娠，需做好相应的心理护理及终止妊娠的准备工作。

2.（1）异位妊娠。

（2）阴道后穹隆穿刺。

（3）潜在并发症：出血性休克。

（陆　虹）

第九章
胎儿及其附属物异常

练 习 题

一、名词解释

1. 双胎妊娠
2. 胎儿窘迫
3. 新生儿窒息
4. 胎盘早剥
5. 前置胎盘
6. 羊水过多
7. 羊水过少
8. 胎膜早破

二、选择题

（一）A1 型题

1. 下列与双胎无关的是
   A. 胎膜早破   B. 早产   C. 胎位异常
   D. 胎盘早剥   E. 子宫破裂

2. 双胎妊娠最常见的胎位是
   A. 双头先露   B. 双臀先露
   C. 一头先露一肩先露   D. 一臀先露一肩先露
   E. 一头先露一臀先露

3. 关于双胎妊娠的描述，**错误**的是
   A. 容易发生妊娠期高血压疾病   B. 容易发生前置胎盘
   C. 容易发生胎盘早剥   D. 容易发生产后出血
   E. 容易发生过期妊娠

4. 双胎孕妇分娩，第一个胎儿娩出后，**错误**的是
   A. 尽快娩出第二个胎儿   B. 查明第二个胎儿胎位
   C. 监测胎心率   D. 保持纵产式
   E. 应立即断脐

5. 胎儿急性缺氧初期，胎动通常
   A. 减弱   B. 增强   C. 减少
   D. 频繁   E. 消失

6. 关于胎儿窘迫,下列描述正确的是
   A. 胎心率为 118 次 / 分
   B. 胎动为 20 次 /12 小时
   C. 电子胎儿监护多次出现晚期减速
   D. NST 为反应型
   E. 胎儿头皮血 pH 值为 7.25

7. 导致慢性胎儿窘迫的原因是
   A. 脐带受压　　　　　　　　B. 胎盘早剥　　　　　　　　C. 出血性休克
   D. 胎盘功能不全　　　　　　E. 宫缩过强

8. 产时胎儿窘迫的诊断依据是
   A. 破膜后羊水质稀,淡黄色
   B. 胎动减弱
   C. 电子胎儿监护出现胎心率变异减速
   D. 宫缩高峰时胎心 115 次 / 分
   E. 胎儿头皮血 pH 值为 7.08

9. 胎盘早剥与先兆子宫破裂的相似点是
   A. 子宫板状硬　　　　　　　B. 跨耻征阳性
   C. 剧烈腹痛　　　　　　　　D. 出现病理性缩复环
   E. 合并重度子痫前期

10. 关于胎盘早剥的临床表现,描述**错误**的是
    A. 破膜时流出血性羊水
    B. 触诊子宫硬如板状
    C. 胎位扪不清,胎心听不清
    D. 阴道流血量与贫血程度成正比
    E. 常伴发重度子痫前期

11. 关于胎盘早剥的处理,正确的是
    A. 纠正休克,适当补液
    B. 确诊为轻型者可行期待疗法
    C. 病情恶化时应及时行剖宫产
    D. 应及早使用肝素预防凝血功能障碍
    E. 阴道分娩者不宜行人工破膜

12. 胎盘早剥最严重的并发症是
    A. 子宫卒中　　　　　　　　B. 产后出血　　　　　　　　C. 失血性休克
    D. DIC　　　　　　　　　　E. 产褥感染

13. 前置胎盘病人的临床表现是
    A. 有痛性阴道流血　　　　　B. 无痛性阴道流血
    C. 阴道流血常与外伤有关　　D. 宫缩时阴道流血停止
    E. 阴道流血量与贫血程度不成正比

14. 下列**不属于**前置胎盘临床表现的是
    A. 胎先露下降受阻　　　　　B. 子宫张力高,胎心音不易闻及
    C. 子宫下段可闻及胎盘血流音　　D. 宫缩呈间歇性
    E. 阴道流血前常无明显诱因

15. 关于前置胎盘的处理,描述正确的是
    - A. 立即终止妊娠
    - B. 肛查以决定分娩方式
    - C. 首选阴道分娩
    - D. 禁止阴道检查及肛查
    - E. 行灌肠促进子宫收缩
16. 诊断前置胎盘较安全、可靠的方法是
    - A. 阴道检查
    - B. 腹腔镜检查
    - C. X 线检查
    - D. 阴道镜检查
    - E. B 型超声检查
17. 羊水过多合并正常胎儿的处理,描述正确的是
    - A. 无需特殊处理
    - B. 每 1 周可行 2 次穿刺放羊水
    - C. 吲哚美辛不能治疗羊水过多
    - D. 人工破膜后放羊水 2000ml
    - E. 压迫症状严重者可行羊膜腔穿刺放羊水
18. 为明确是否为胎儿神经管缺损导致羊水过多,有助于判断的指标是
    - A. 血雌三醇值
    - B. 血 hCG 值
    - C. 血 AFP 值
    - D. 血 HPL 值
    - E. 羊水 L/S 比值
19. 羊水过少的处理措施,**错误**的是
    - A. 孕中晚期可行羊膜腔灌注法
    - B. 若妊娠足月,应尽早破膜
    - C. 剖宫产可降低围生儿病死率
    - D. 一旦确诊,立即行剖宫产
    - E. 多次羊膜腔输液可致绒毛膜羊膜炎
20. 胎膜早破对母儿的危害**不包括**
    - A. 早产
    - B. 胎儿窘迫
    - C. 新生儿肺炎
    - D. 胎儿畸形
    - E. 脐带脱垂
21. 胎膜早破病人需行剖宫产的指征**不包括**
    - A. 胎儿窘迫
    - B. 胎肺成熟
    - C. 羊水重度污染
    - D. 孕 32 周,无感染
    - E. 孕 36 周,胎头高浮,宫颈未成熟
22. 关于胎膜早破的预防,**错误**的是
    - A. 积极治疗阴道炎
    - B. 补充维生素 C
    - C. 避免突然增加腹压
    - D. 妊娠后期减少性生活次数
    - E. 宫口松弛者,孕 10 周行宫颈环扎术

（二）A2 型题

1. 孕妇,30 岁,妊娠 30 周,因腹部受到撞击出现持续性腹痛。诊断为重型胎盘早剥。该孕妇最易出现的并发症是
    - A. 心衰
    - B. 呼吸窘迫综合征
    - C. 羊水过少
    - D. 弥散性血管内凝血
    - E. 胎膜早破

2. 孕妇,35 岁,妊娠 31 周。出现无痛性阴道出血 2 次,流血量少于月经量。胎心正常,子宫无压痛。正确的护理措施是
    - A. 卧床休息
    - B. 肛查
    - C. 阴道检查

D. 缩宫素引产　　　　　　　　　E. 立即剖宫产

3. 某女,28 岁,停经 4 个月。检查子宫大于停经月份。为鉴别正常妊娠、多胎妊娠或羊水过多,最佳方法是

　　A. 超声多普勒　　　　　　　B. 血 AFP 测定　　　　　　　C. B 型超声
　　D. 腹部 X 线摄片　　　　　　E. 胎儿心电图

4. 孕妇,26 岁,妊娠 24 周,B 超诊断为双胎妊娠,下列护理措施**错误**的是

　　A. 仰卧位　　　　　　　　　　　　　B. 加强营养
　　C. 注意多休息　　　　　　　　　　　D. 增加产前检查次数
　　E. 注意监测宫高、腹围和体重

5. 孕妇,37 岁,妊娠 38 周。突然感到剧烈腹痛,并伴少量阴道流血。检查:血压 170/110mmHg,子宫似足月妊娠大小,硬如板状,有压痛,胎位不清。最可能的诊断是

　　A. 见红　　　　　　　　　　B. 临产　　　　　　　　　　C. 前置胎盘
　　D. 胎盘早剥　　　　　　　　E. 早产

6. 孕妇,妊娠 32 周。因"胎膜早破"14 小时入院,检查发现胎心正常,无腹痛,**错误**的处理措施是

　　A. 给予抗生素　　　　　　　　　　　B. 严密观察孕妇生命体征
　　C. 监测白细胞计数　　　　　　　　　D. 监测胎儿宫内安危
　　E. 无需使用抗生素

7. 孕妇,28 岁,妊娠 37 周。晨起发现阴道流液,入院后诊断为胎膜早破。护士应指导孕妇的体位是

　　A. 仰卧位　　　　　　　　　B. 右侧卧位　　　　　　　　C. 头高足低位
　　D. 左侧卧位　　　　　　　　E. 半坐卧位

8. 孕妇,25 岁,G_1P_0,妊娠 34^{+5} 周,胎方位 LOA,出现无痛性阴道流血,无宫缩,胎心 136 次 / 分。最恰当的处理方法是

　　A. 期待疗法　　　　　　　　B. 给予缩宫素　　　　　　　C. 人工破膜
　　D. 阴道检查　　　　　　　　E. 剖宫产

9. 孕妇,32 岁,妊娠 35 周,阴道有液体流出,诊断为胎膜早破。护士听胎心发现胎心异常,行阴道检查,发现脐带脱垂,此时应

　　A. 立即还纳脐带　　　　　　　　　　B. 顺其自然
　　C. 保持外阴清洁　　　　　　　　　　D. 定时观察羊水性状
　　E. 定时听胎心

10. 孕妇,妊娠 34 周,血压 160/110mmHg。因意外碰撞出现持续性腹痛,查体:子宫硬如板状,有压痛,子宫大于妊娠周数,阴道无流血,胎心、胎动消失。以下处理措施正确的是

　　A. 缩宫素引产　　　　　　　　　　　B. 剖宫产
　　C. 等待胎儿自行娩出　　　　　　　　D. 产钳助产
　　E. 水囊引产

11. 孕妇,27 岁,婚前人流 1 次,婚后曾继发不孕。本次妊娠 20 周时出现无痛性少量阴道流血,经治疗后血止。妊娠 24 周再次出现少量阴道流血而住院治疗,妊娠 27 周第 3 次出现无痛性阴道流血,量较前 2 次多,考虑其可能为

　　A. 部分或完全性前置胎盘　　　　　　B. 部分或边缘性前置胎盘
　　C. 边缘性或完全性前置胎盘　　　　　D. 完全性前置胎盘
　　E. 边缘性前置胎盘

12. 孕妇,32 岁,妊娠 33 周,产检:宫高 32cm,腹围 90cm,胎方位 LOA,腹部皮肤发亮,胎心遥远。

可能是

    A. 糖尿病   B. 双胎   C. 胎儿畸形

    D. 羊水过多   E. 巨大儿

13. 孕妇,23 岁,妊娠 28 周,近日来子宫急剧增大,下肢水肿,孕妇自觉呼吸费力,不能平卧。经辅助检查排除胎儿畸形。此时最佳的处理是

    A. 立即终止妊娠   B. 人工破膜引产

    C. 经腹羊膜腔穿刺放羊水   D. 控制饮食和饮水

    E. 给予利尿剂

14. 孕妇,28 岁,妊娠 37 周,近 10 日来子宫无明显增大,胎动时感觉腹部疼痛,B 超显示羊水过少。下列可能导致羊水过少的是

    A. 妊娠合并糖尿病   B. 孕妇黄体酮含量高

    C. 胎儿泌尿系统异常   D. 妊娠合并肾脏病

    E. 妊娠期高血压疾病

15. 孕妇,28 岁,妊娠 33 周,早晨起床时出现无痛性阴道少量流血,量中等,无腹痛,为确诊需参考的辅助检查结果是

    A. 血压高

    B. 胎心听不清

    C. 子宫有局限性压痛

    D. 贫血程度与阴道流血量不相符

    E. B 型超声检查见胎盘下缘部分覆盖宫颈内口

16. 孕妇,31 岁,妊娠 34 周,出现无痛性阴道流血,量较多,查血压 80/50mmHg,脉搏 120 次 / 分,神清,胎心 160 次 / 分,阴道有活动性流血。此时最恰当的处理应是

    A. 止血,输液,等待足月终止妊娠

    B. 纠正休克同时行急诊剖宫产术

    C. 输血补液,待血压、心率稳定,胎心正常后行剖宫产术

    D. 争取破膜后胎头压迫止血

    E. 输血同时根据胎产式及胎方位决定分娩方式

（三）A3 型题

（1~3 题共用病例）

孕妇,29 岁,妊娠 35 周,下楼不慎跌倒在地后出现轻微腹痛。查体:血压 128/78mmHg,脉搏 76 次 / 分,子宫软,大小与妊娠周数相符,压痛可疑,胎位清,胎心率正常。

1. 该孕妇可能的诊断是

    A. 子痫导致重型胎盘早剥

    B. 子痫导致轻型胎盘早剥

    C. 先兆子宫破裂导致腹痛

    D. 外伤导致先兆子宫破裂

    E. 外伤导致轻型胎盘早剥

2. 首要的处理措施是

    A. 抗休克至病情稳定后终止妊娠

    B. 以镇静、解痉、降压治疗为主

    C. 尽快终止妊娠

    D. 在抗休克同时剖宫产终止妊娠

E. 促进胎肺成熟并等待自然分娩

3. 应提供的护理措施是

    A. 定时测量宫高、腹围、血压

    B. 严密观察产程进展和母儿情况

    C. 准确测量剥离面出血量并记录

    D. 配合医生立即行剖宫产

    E. 定时吸氧,右侧卧位

(4~6 题共用病例)

孕妇,30 岁,妊娠 37 周,清晨睡醒时发现阴道流血,急诊入院。体检:BP 80/55mmHg,脉搏 120 次 / 分,胎心音 160 次 / 分,阴道少量活动性出血。

4. 为明确诊断,应进行的检查是

    A. 阴道 B 超确定胎盘边缘与宫颈内口关系

    B. 宫腔镜检查以明确胎盘是否遮住宫颈

    C. 腹腔镜检查以明确胎盘是否遮住宫颈

    D. 输血输液的同时进行阴道检查

    E. 产科检查确定有无先兆子宫破裂

5. 最恰当的处理措施是

    A. 止血抗休克治疗   B. 镇静抗感染治疗

    C. 加强宫缩终止妊娠   D. 剖宫产终止妊娠

    E. 等待自然分娩

6. 应提供的护理措施是

    A. 按期待疗法护理并测量宫高腹围

    B. 保暖、吸氧,迅速补充血容量

    C. 做阴道助产及抢救新生儿的准备

    D. 注意病人主诉并给予人工破膜

    E. 绝对卧床休息,右侧卧位,间歇吸氧

(7~8 题共用病例)

孕妇,34 岁,孕 34 周,近几周自觉腹部增大明显,无明显呼吸困难,产科检查时见腹部膨隆明显,触诊皮肤张力大,胎位不清,胎心音听不清。

7. 该孕妇最可能的诊断是

    A. 子痫前期   B. 前置胎盘   C. 羊水过少

    D. 胎盘早剥   E. 羊水过多

8. 对该孕妇的恰当护理措施是

    A. 观察孕妇的生命体征防胎儿窘迫

    B. 定期测量宫高腹围体重防脐带脱垂

    C. 嘱低钠饮食,减少增加腹压的动作

    D. 腹腔穿刺放羊水一次不超过 2000ml

    E. 放羊水后腹部加压包扎预防感染

(9~10 题共用病例)

初产妇,妊娠 36 周,发现阴道持续流液 10 小时,消毒阴道后检查触不到前羊水囊,有液体从宫口流出,阴道内液体的 pH 值试纸测为 7.16。临床诊断为胎膜早破。

9. 此孕妇**不可能**出现的并发症是

A. 胎儿窘迫   B. 早产   C. 流产

D. 宫腔感染   E. 脐带脱垂

10. 预防发生胎膜早破的措施，**错误**的是

  A. 孕期适度活动

  B. 妊娠最后 2 个月禁止性生活

  C. 加强产前检查

  D. 不必治疗宫颈内口松弛

  E. 孕期积极预防下生殖道感染

（11~13 题共用病例）

孕妇，23 岁，妊娠 38 周，胎动减少 1 日。产检：宫高 28cm，胎心 132 次 / 分，子宫敏感性高，轻微刺激即可诱发宫缩。

11. 该孕妇目前重要的辅助检查手段是

  A. 腹部四步触诊   B. 电子胎儿监护

  C. 住院观察   D. B 型超声检查

  E. 尿雌三醇、胎盘生乳素检测

12. 本例最可能的诊断是

  A. 羊水过少   B. 正常妊娠   C. 羊水过多

  D. 脐带绕颈   E. 足月妊娠临产

13. 此时的最佳处理是

  A. 吸氧   B. 人工破膜，观察羊水

  C. 住院观察，密切观察胎心胎动   D. 剖宫产

  E. 缩宫素引产

（四）A4 型题

（1~4 题共用病例）

经产妇，28 岁，妊娠 37 周，无痛性阴道大量流血 2 小时急诊入院。查体：血压 80/60mmHg，脉搏 104 次 / 分，无宫缩，宫底在剑突下 2 指，臀先露，胎心率 95 次 / 分，骨盆外测量正常。

1. 本例最可能的诊断是

  A. 先兆临产   B. 正常产程   C. 先兆子宫破裂

  D. 胎盘早剥   E. 前置胎盘

2. 确诊本例需要参考的辅助检查结果是

  A. 血压高

  B. B 型超声见胎盘下缘部分覆盖宫颈内口

  C. 胎心听不清

  D. 贫血程度与阴道失血量不符

  E. 子宫有局限性压痛

3. 最恰当的处理措施是

  A. 期待疗法   B. 立即剖宫产   C. 静脉滴注缩宫素

  D. 人工破膜   E. 外转胎位术

4. 预防本病发生的有意义措施是

  A. 加强定期产前检查

  B. 避免宫腔内压力骤降

  C. 避免多次刮宫、多产、产褥感染

D. 妊娠期间避免长时间仰卧位和腹部外伤

E. 积极防治妊娠期高血压疾病

三、简答题

1. 简述双胎妊娠孕妇的分娩期护理注意事项。

2. 简述急性胎儿窘迫的处理。

3. 简述胎盘早剥的鉴别诊断。

4. 简述前置胎盘孕妇采用期待疗法的目的和适用条件。

5. 简述羊水过多对母儿的影响。

6. 简述羊水过少的处理措施。

7. 简述羊水胎粪污染的分度。

四、病例分析

1. 孕妇,30 岁,G_3P_0,妊娠 30^{+1} 周,主诉"夜间无明显诱因下发生阴道流血 2 小时"急诊入院。急诊室测量生命体征:体温 36.5℃,脉搏 88 次 / 分,呼吸 18 次 / 分,血压 90/60mmHg;阴道有少量血液流出。急诊 B 型超声检查提示:单胎,头位,宫内孕 30 周,完全性前置胎盘。

请思考:

(1)如何进一步评估母儿情况?

(2)该孕妇存在哪些主要护理诊断 / 问题?

(3)针对上述护理诊断 / 问题的主要护理措施有哪些?

2. 孕妇,34 岁,结婚 10 年未孕,在辅助生殖技术协助下受孕双胎成功。主诉"妊娠 34^{+5} 周,腹部发紧 1 日"入院。

请思考:

(1)如何进一步评估母儿情况?

(2)该孕妇存在哪些主要护理诊断 / 问题?

(3)针对上述护理诊断 / 问题的护理措施有哪些?

3. 孕妇,29 岁,G_2P_0,妊娠 35^{+1} 周,既往产前检查血压正常,孕 28 周产检时发现血压增高,孕妇因害怕药物对胎儿有不利影响而未服用降压药。今日凌晨突然阴道流血,量少,伴有下腹紧缩感,约 10 分钟有一阵腹痛,遂急诊入院。

请思考:

(1)如何进一步评估母儿情况?

(2)该孕妇存在哪些主要护理诊断 / 问题?

(3)针对上述护理诊断 / 问题的护理措施有哪些?

4 孕妇,34 岁,G_1P_0,妊娠 22^{+3} 周,近 1 周自觉腹部增大明显,近 3 日感呼吸困难。

请思考:

(1)如何进一步评估母儿情况?

(2)该孕妇存在哪些主要护理诊断 / 问题?

(3)针对上述护理诊断 / 问题的护理措施有哪些?

5. 孕妇,28 岁,G_3P_0,妊娠 28^{+6} 周,白天做家务忙碌一天,晚上感觉腹部一阵一阵发硬,无疼痛,持续约 1 小时,突然感到有少量液体自阴道流出,不知道是阴道分泌物还是羊水流出,遂急诊入院。

请思考:

(1)如何进一步评估母儿情况?

(2)该孕妇存在哪些主要护理诊断 / 问题?

(3)针对上述护理诊断 / 问题的护理措施有哪些?

参 考 答 案

一、名词解释

1. 双胎妊娠:一次妊娠有两个胎儿时称为双胎妊娠。

2. 胎儿窘迫:胎儿在宫内有缺氧征象,危及胎儿健康和生命者。

3. 新生儿窒息:胎儿娩出后 1 分钟,仅有心跳而无呼吸或未建立规律呼吸的缺氧状态。

4. 胎盘早剥:妊娠 20 周后或分娩期,正常位置的胎盘在胎儿娩出前,部分或全部从子宫壁剥离,称为胎盘早期剥离,简称胎盘早剥。

5. 前置胎盘:正常胎盘附着于子宫体部的后壁、前壁或侧壁。孕 28 周后若胎盘附着于子宫下段,甚至胎盘下缘达到或覆盖宫颈内口处,其位置低于胎儿先露部时,称为前置胎盘。

6. 羊水过多:凡在妊娠任何时期内羊水量超过 2000ml 者,称为羊水过多。

7. 羊水过少:妊娠足月时羊水量少于 300ml 者,称为羊水过少。

8. 胎膜早破:临产前胎膜自然破裂。

二、选择题

（一）A1 型题

1. E　　2. A　　3. E　　4. A　　5. D　　6. C　　7. D　　8. E　　9. D　　10. D
11. C　　12. D　　13. B　　14. B　　15. E　　16. E　　17. E　　18. C　　19. D　　20. D
21. D　　22. E

（二）A2 型题

1. D　　2. A　　3. C　　4. A　　5. D　　6. E　　7. D　　8. A　　9. A　　10. A
11. B　　12. D　　13. C　　14. E　　15. E　　16. B

（三）A3 型题

1. E　　2. C　　3. B　　4. A　　5. D　　6. B　　7. E　　8. C　　9. C　　10. D
11. B　　12. A　　13. B

（四）A4 型题

1. E　　2. B　　3. B　　4. C

三、简答题

1. 双胎妊娠多数能经阴道分娩,除非第一个胎儿为肩先露。产程中易发生宫缩乏力,可用缩宫素静脉滴注加强宫缩。第一个胎儿经阴道娩出后,应立即断脐,胎盘侧脐带端必须夹紧,以防第二个胎儿失血。检查第二个胎儿若无异常可等待 20 分钟,第二个胎儿多能顺利娩出。若等待 15 分钟仍无宫缩,可行人工破膜并静脉滴注缩宫素。为预防产后出血,应在第二个胎儿前肩娩出时静脉滴注麦角新碱 0.2mg 并肌内注射缩宫素 10U。

2. ①一般处理:左侧卧位,吸氧,停用缩宫素,阴道检查排除脐带脱垂并评估产程进展。纠正脱水、酸中毒、低血压及电解质紊乱。对于可疑胎儿窘迫者行连续电子胎儿监护或胎儿头皮血 pH 值测定。②病因治疗:若为不协调性子宫收缩过强,或因缩宫素使用不当引起宫缩过频过强,应给予单次静脉或皮下注射特布他林,也可给予硫酸镁或其他 β 受体兴奋剂抑制宫缩。若为羊水过少,有脐带受压征象,可经腹羊膜腔输液。③尽快终止妊娠:如无法即刻阴道自娩,且有进行性胎儿缺氧和酸中毒的证据,一般干预后无法纠正者,均应尽快行剖宫产。

3. Ⅰ度胎盘早剥时可表现为无痛性阴道流血,产科检查无胎盘早剥典型征象,容易与前置胎盘相混淆,B 型超声检查能协助排除前置胎盘;Ⅱ度、Ⅲ度胎盘早剥应与先兆子宫破裂相鉴别,尽管后者在分娩过程中出现强烈宫缩、下腹部拒按、烦躁不安、少量阴道流血及胎儿窘迫征象,但多有分娩梗阻史,检查见子宫出现病理缩复环,导尿见肉眼血尿。

4. ①目的是在保证孕妇安全的前提下保胎,延长孕龄,使胎儿能达到或接近孕足月,从而提高围生儿的存活率。②适用于妊娠小于34周或胎儿体重小于2000g、阴道流血不多、孕妇一般情况好、胎儿存活者。

5. ①对母体的影响:子宫张力增加,孕妇易并发妊娠期高血压疾病。胎膜早破、早产的发生率增加。突然破膜后宫腔内压力骤降,易发生胎盘早剥。子宫肌纤维过度伸展可导致子宫收缩乏力,难产、产后出血的发生率增加。②对胎儿的影响:胎位异常、胎儿窘迫、早产儿增加。破膜时羊水流出过快可导致脐带脱垂,围产儿的死亡率增加。

6. 根据胎儿有无畸形和孕周大小选择治疗方案。若合并胎儿畸形,尽早终止妊娠。若胎儿正常,对妊娠未足月、胎肺不成熟者,可行增加羊水量期待治疗,延长孕周。对妊娠已足月、胎儿可宫外存活者,应及时终止妊娠,若合并胎盘功能不良、胎儿窘迫或胎膜破裂时羊水少且胎粪严重污染者,估计短时间不能经阴道结束分娩,应立即行剖宫产。

7. 羊水胎粪污染可以分为3度:Ⅰ度为浅绿色;Ⅱ度为黄绿色并混浊;Ⅲ度为棕黄色,稠厚。

四、病例分析

1. (1) ①健康史:该孕妇平素月经规律,(4~5)/30天,月经量中,无痛经。孕妇于停经50天查尿hCG(+),孕28周B超提示完全性前置胎盘。2小时前,阴道出血较多,无腹痛。②身心状况:体温36.5℃,脉搏88次/分,呼吸18次/分,血压90/60mmHg,观察阴道流血约30ml,余无异常。产科检查:宫高32cm,腹围99cm,胎心148次/分,胎方位LOA,无宫缩。③辅助检查:急诊B超提示单胎,头位,宫内孕30周,完全性前置胎盘。

(2) ①有感染的危险 与阴道流血致机体抵抗力下降有关。②潜在并发症:产后出血。

(3) ①预防感染:保持室内空气流通,指导产妇注意个人卫生,及时更换会阴垫。护士行会阴擦洗每日2次,指导孕妇大小便后保持会阴部清洁、干燥。严密观察产妇生命体征、恶露、子宫复旧、阴道流血、白细胞计数及分类等情况。②预防产后出血:胎头娩出后立即宫体肌内注射缩宫素20U,静脉注射缩宫素20U,若胎盘剥离面出血活跃,立即缝合出血活跃处,并在子宫下段注射欣母沛。若出血多,遵医嘱给予输血、补液。返回病房后严密监测生命体征及阴道出血量,必要时采取子宫动脉介入栓塞治疗,术后继续观察阴道出血量。

2. (1) ①健康史:该孕妇因双侧输卵管阻塞于2015年11月22日行IVF-ET,术后黄体酮保胎治疗。停经29天查尿hCG(+),孕15周B超提示双胎,孕16周自觉胎动。②身心状况:体温36.8℃,脉搏80次/分,呼吸18次/分,血压120/78mmHg,下肢有压凹性水肿。产科检查:宫高36cm,腹围108cm,无宫缩,胎位:头/头,胎心128/140次/分。阴道检查:宫颈软、近消失,宫口未开,胎膜未破,胎先露未入盆。③辅助检查:B超提示胎儿双顶径:8.4/8.2cm,股骨长:6.5/6.7cm。羊水指数16.3cm,胎盘Ⅱ⁺级。

(2) ①有胎儿受伤的危险 与珍贵儿、双胎妊娠致妊娠风险增加有关。②有早产的危险 与双胎导致宫腔压力大,易致胎膜早破有关。

(3) ①预防胎儿受伤:动态监测孕妇的宫高、腹围、体重,评估胎儿生长发育、胎心和胎位,必要时进行电子胎儿监护。加强病情观察,及时发现异常情况并协助处理。指导孕妇自数胎动。②预防早产:指导孕妇绝对卧床,避免加重及诱发宫缩引起早产,休息时宜取左侧卧位。指导孕妇进食高蛋白、高热量、高维生素、富含铁、易消化的食物,多食粗纤维食物,预防便秘。注意饮食卫生,不吃过冷食物,以免腹泻,诱发宫缩。遵医嘱给予吸氧和使用宫缩抑制剂如硫酸镁,输液过程中护士应勤巡视病房,观察输液速度,告知家属不得自行调节滴速,以免影响药物疗效及发生硫酸镁中毒。如因体位改变或其他因素使输液速度改变时,应告知护士调节。

3. (1) ①健康史:该孕妇停经42天查尿hCG(+),孕16周自觉胎动,孕早期和孕中期血压正常,无头晕、头痛、阴道流液等症状。②身心状况:体温 36.7℃,脉搏 78 次 / 分,呼吸 20 次 / 分,血压 150/100mmHg,下肢水肿(-)。产科检查:宫高 32cm,腹围 96cm,宫缩不规律,胎方位 LOA,先露浮,胎心 144 次 / 分。③辅助检查:B 超检查提示羊水指数 9.5cm,脐动脉血流 S/D 比值 2.4,胎盘成熟度Ⅱ⁺级。

(2)①有胎儿窘迫的危险　与胎盘剥离导致子宫 - 胎盘循环血量下降有关。②潜在并发症:新生儿窒息。③母乳喂养中断　与早产儿转至 NICU 治疗有关。

(3)①预防胎儿窘迫:抢救中给予吸氧、保暖等措施,迅速开放静脉通道,遵医嘱给予红细胞、血浆、血小板等积极补充血容量,改善血液循环。密切监测孕妇生命体征、阴道流血、腹痛、贫血程度、凝血功能、肝肾功能、电解质等。监测胎心胎动情况。及时发现异常,立即报告医生并配合处理。②新生儿复苏:初步复苏包括 5 个步骤:保暖;摆正体位;清理呼吸道;擦干全身,撤掉湿巾,重新摆正体位;触觉刺激诱发呼吸。初步复苏后,若新生儿没有呼吸或喘息,或心率低于 100 次 / 分,全身皮肤发绀或中央性发绀,应进行正压通气。在有效的 30 秒正压通气 2 次后,若新生儿心率低于 60 次 / 分,在正压通气的同时插入胸外按压。经过 30 秒的胸外按压和正压通气,若心率仍低于 60 次 / 分,立即气管插管,在插管下给予 1 : 10 000 肾上腺素。③保持泌乳:护士应指导和协助产妇在产后 6 小时后进行挤奶,及时将母乳送至 NICU,夜间也要坚持,及时发现有无乳房肿块。

4.(1)①健康史:该孕妇停经 40 天查尿 hCG(+),妊娠 16 周自觉胎动,孕期唐氏筛查低风险,血压、血糖正常。②身心状况:体温 36.8℃,脉搏 84 次 / 分,血压 130/82mmHg,腹部膨胀明显,触诊皮肤张力大,下肢有压凹性水肿。产科检查:宫高 32cm,腹围 104cm,胎位不清,胎心音听不清。③辅助检查:B 超检查提示羊水指数 24.6。

(2)①有胎儿受伤的危险　与宫腔压力增加易致胎膜早破、脐带脱垂有关。②舒适的改变　与子宫过度膨胀导致呼吸困难、便秘等有关。

(3)①降低胎儿受伤的危险:指导孕妇多卧床休息,每日间断吸氧。饮食中多摄入蔬菜和水果,预防便秘。尽量减少活动以免胎膜早破。避免诱发宫缩的动作如刺激乳头或腹部。告知孕妇发生胎膜早破时的应对方法,即平卧,抬高臀部,便于羊水缓慢流出,防治宫腔内压力骤降导致胎盘早剥。遵医嘱给予对症处理。分娩时应做好抢救大出血的准备。②增加舒适度:指导孕妇采取半坐卧位,给予吸氧,活动以不引起不舒适为宜。护士应协助孕妇做好日常生活护理。指导孕妇一次饮水量不宜过大,应少量多次。避免长时间站立,必要时抬高下肢。鼓励协助孕妇坚持自我照顾的行为。协助孕妇沐浴、如厕、穿衣、饮食等生活护理,将日常用品放于病人伸手可及处。

5.(1)①健康史:该孕妇曾有过 1 次人工流产和 1 次胚胎停育史。停经 7 周时出现少量阴道流血 3 天,经卧床休息后症状消失。②身心状况:体温 36.8℃,血压 115/76mmHg,脉搏 70 次 / 分。下肢水肿(+),孕妇主诉休息后能自行缓解。产科检查:宫高 28cm,腹围 89cm,宫缩不规律,持续时间 5 秒,胎位为头位,胎心 142 次 / 分。阴道检查:宫颈居中,宫口未开,胎膜已破,先露未入盆,阴道流出液为无色、量少。③辅助检查:阴道液酸碱度测定 pH 值约为 7.2。取阴道分泌物做羊水结晶检查看到羊齿状结晶。

(2)①有感染的危险　与胎膜破裂后易造成羊膜腔内感染有关。②有脐带脱垂的危险　与胎膜破裂、羊水流出有关。③潜在并发症:早产。

(3)①预防感染:每日定时监测体温,观察体温变化。指导孕妇注意个人卫生,使用吸水性好的消毒会阴垫,勤换会阴垫和内衣,保持外阴清洁干燥。指导孕妇注意保暖,避免受凉感冒。每日行会阴擦洗两次,保持会阴部清洁。遵医嘱进行血常规检查,监测血象变化。②预防脐带脱垂:胎先露尚未衔接的孕妇应绝对卧床,建议取左侧卧位,抬高臀部,预防脐带脱垂。密切监测胎心、胎动情况。积极预防卧床时间过久导致的并发症如血栓形成、肌肉萎缩等。护士应协助做好孕妇的基本生活需求,将呼叫器放在孕妇方便可及的地方,协助孕妇逐渐适应在床上排泄。③预防早产:密切观察宫缩情况,避免腹压增加的动作,尽量减少不必要的腹部检查和阴道检查,治疗与护理时,动作应轻柔,减少对腹部的刺激。指导孕妇改变体位时要动作缓慢。严密观察并记录胎心、胎动等,出现异常及时报告医师并配合处理。如果有规律宫缩,可遵医嘱使用宫缩抑制剂如利托君、硫酸镁等,并观察孕妇的用药反应。指导孕妇摄入足量的维生素、钙、锌、铜等营养素。增加粗纤维饮食,预防便秘。禁食过辣或不干净的食物,以免引起腹泻。

(周利华)

第十章
妊娠合并症妇女的护理

练 习 题

一、名词解释

1. 妊娠期糖尿病

2. 75g 口服葡萄糖耐量试验

3. 妊娠期贫血

二、选择题

(一) A1 型题

1. 妊娠合并心脏病者,心功能Ⅲ级 C 的诊断标准是

    A. 体力活动稍受限制,中度心血管病病人

    B. 体力活动明显受限,中度心血管病病人

    C. 休息状态下即出现心力衰竭症状,中度心血管病病人

    D. 心脏扩大,重度心血管病病人

    E. 劳力性呼吸困难、重度心血管病病人

2. 关于妊娠合并心脏病孕产妇的护理,**错误**的是

    A. 休息时宜左侧卧位

    B. 妊娠 16 周后,限制食盐的摄入

    C. 定期评估心功能

    D. 鼓励产妇屏气用力,缩短第二产程

    E. 心功能Ⅰ~Ⅱ级的产妇可母乳喂养

3. 关于妊娠期孕产妇早期心力衰竭的症状和体征,**错误**的是

    A. 轻微活动后即有胸闷、心悸   B. 休息时心率每分钟超过 110 次

    C. 夜间阵发性呼吸困难   D. 肝脾大并有压痛

    E. 肺底部少量持续性湿啰音

4. 糖尿病合并妊娠的诊断依据,正确的是

    A. 空腹血糖≥7.5mmol/L

    B. 随机血糖≥10.5mmol/L

    C. 75g OGTT 服糖后 2 小时血糖≥11.1mmol/L

    D. 伴有典型的高血糖症状

    E. 糖化血红蛋白≥7.0%

5. 关于妊娠期合并重症肝炎的护理,正确的是

A. 每日蛋白质的摄入量小于 1.0g/kg

B. 每日肥皂水灌肠,减少游离氨的产生

C. 严密观察有无肝性脑病前驱症状

D. 患急性肝炎者应于痊愈后妊娠

E. 每日入液量为前日尿量加 1000ml 液体量

6. 乙型肝炎病毒血清病原学检测 HbeAg 阳性说明

A. HBV 感染的特异性标志

B. 表示可确诊为急性肝炎

C. 肝细胞内有 HBV 活动性复制,具有传染性

D. 机体曾感染过 HBV,但已具有免疫力

E. 血清中病毒颗粒减少或消失,传染性降低

7. 妊娠期贫血的防治内容,正确的是

A. 口服硫酸亚铁一般需 1 个月有效

B. 治疗贫血最好是静脉注射或肌内注射铁剂

C. 妊娠中、晚期无贫血者,不需要常规应用硫酸亚铁

D. 严重贫血、心功能 Ⅱ 级而迫近分娩者,需少量多次输血

E. 每提高 1g 血红蛋白需右旋糖酐铁 300mg 或者山梨醇铁 200mg

8. 妊娠期糖尿病病人,孕晚期为预防胎死宫内,**错误**的措施是

A. 每周进行一次 OCT

B. 每周进行一次 NST

C. 定期检测胎动次数

D. 每周做一次 B 超,估计胎儿成熟度

E. 预产期引产

9. 妊娠合并糖尿病产妇的新生儿,娩出 30 分钟开始

A. 人工喂养　　　　　　　B. 皮肤接触　　　　　　　C. 喂白开水

D. 蓝光治疗　　　　　　　E. 滴服葡萄糖液

10. 重症肝炎病人的致死原因主要是

A. 肝性脑病　　　　　　　B. 心力衰竭　　　　　　　C. 严重感染

D. 酮症酸中毒　　　　　　E. 弥散性血管内凝血（DIC）

11. 关于糖尿病孕产妇的护理措施,正确的是

A. 孕早期产前检查 1~2 次

B. 控制血糖首选胰岛素治疗

C. 孕期空腹血糖应控制在 ≤6.3mmol/L

D. 餐后 30 分钟开始有氧运动,每次 30~40 分钟

E. 胰岛素治疗者不宜母乳喂养

12. 关于妊娠合并糖尿病,下列叙述**错误**的是

A. 妊娠使既往无糖尿病孕妇发生妊娠期糖尿病

B. 糖尿病妇女宜在血糖控制正常后妊娠

C. 妊娠可使原有糖尿病病人病情加重

D. 随着妊娠的进展,胰岛素需要量增加

E. 分娩后需重新调整胰岛素用量,防止血糖过高

（二）A2 型题

1. 孕妇,26 岁,妊娠 9^{+4} 周,G_1P_0,机械瓣膜置换术后,既往心衰病史。主诉:近 1 周夜间常因胸闷需坐起。检查:心率 116 次 / 分,呼吸 24 次 / 分,肺底部有湿啰音,心界向左扩大,双下肢水肿(+)。其正确的处理是
    A. 积极治疗,控制病情,继续妊娠
    B. 积极治疗,再出现心力衰竭,则考虑终止妊娠
    C. 控制病情,加强监护至产后 42 天
    D. 立即终止妊娠
    E. 控制心力衰竭后终止妊娠

2. 孕妇,25 岁,妊娠 38 周,G_1P_0,枕左前位,动脉导管未闭手术治疗史,心功能 Ⅱ 级,规律宫缩,宫口开大 8cm,胎头在坐骨棘水平下 1cm。胎心 152 次 / 分,胎儿体重评估约 2500g,处理措施为
    A. 立即行剖宫产术结束妊娠
    B. 给予缩宫素,加强子宫收缩
    C. 给予洋地黄类药物,预防心力衰竭
    D. 待宫口开全后,鼓励产妇屏气缩短第二产程
    E. 严密观察产程,宫口开全后行阴道助产,缩短第二产程

3. 孕妇,26 岁,2 型糖尿病。妊娠 37 周,G_1P_0,近 2 日自感头晕、头痛、视物模糊,血压 170/115mmHg,空腹血糖 20mmol/L。正确的处理措施为
    A. 控制血糖,密切观察病情变化至满 40 周
    B. 立即行剖宫产术结束妊娠
    C. 控制病情,促进胎儿肺成熟后终止妊娠
    D. 应用缩宫素引产
    E. 立即应用抗生素预防感染

4. 孕妇,29 岁,妊娠 36 周,G_1P_0,近 2 周恶心、呕吐、食欲下降,右季肋部胀痛。查体:皮肤无黄染,肝区叩痛(+),胎心率 144 次 / 分,头浮,血清转氨酶中度升高,HBsAg(+),凝血酶原时间百分活度 54%,给予重症护理依据是
    A. 易引起胎盘早期剥离
    B. 易发生早产
    C. 易合并妊娠期高血压疾病
    D. 易发生产后 DIC
    E. 易发展为肝性脑病

5. 孕妇,28 岁,G_1P_0,妊娠 16 周,既往先心病史治疗后。常规产前检查,心功能 Ⅱ 级,余(−),接受妊娠咨询指导时,孕妇和家人询问该病易导致孕产妇死亡原因,护士应告知
    A. 合并妊娠期高血压疾病   B. 剖宫产术
    C. 羊水栓塞   D. 心力衰竭与感染
    E. 产后出血

6. 孕妇,30 岁,G_2P_0,妊娠 36^{+5} 周,风湿性心脏病,二尖瓣狭窄,心功能 Ⅱ 级,血红蛋白 55g/L,正确的输血原则是
    A. 一次性输血 400ml
    B. 一次性输血 800ml
    C. 多量多次输血
    D. 以浓缩红细胞为主

E. 少量多次,以浓缩红细胞为主

7. 孕妇,30 岁,妊娠 34 周,G_2P_0。妊娠 30 周时诊断妊娠期糖尿病。接受营养加运动指导治疗,现空腹血糖 5.2mmol/L,首选的治疗措施是

A. 正常饮食　　　　　　　　　　B. 口服降糖药

C. 胰岛素治疗　　　　　　　　　　D. 继续营养运动治疗

E. 立即终止妊娠

8. 孕妇,29 岁,孕 24 周,G_2P_0,无明显自觉症状,空腹血糖 7.8mmol/L,前来咨询终止妊娠的最佳时间,应告知在控制血糖正常范围、母儿无其他并发症前提下,最佳的终止妊娠的时间是

A. 妊娠满 36 周　　　　B. 妊娠 37 周　　　　C. 妊娠 38 周

D. 妊娠 39 周　　　　E. 妊娠 41~42 周

9. 孕妇,27 岁,孕 26 周,G_1P_0,丈夫在婚检时发现 HBsAg(+),肝功能正常。孕妇欲确诊是否感染乙型肝炎病毒,应检查的项目是

A. ALT　　　　　　　　　　B. HBsAg

C. 肝脏 B 超　　　　　　　　　　D. 肝脏 CT

E. 乙肝抗原抗体五项

10. 孕妇,29 岁,孕 33 周,G_1P_0,恶心、呕吐,血 ALT(丙氨酸转氨酶)增高,乙型肝炎病毒表面抗原(+),诊断为急性肝炎。需采取的处理措施是

A. 按传染性肝炎治疗后,观察 1 周,若肝功能无明显好转,应终止妊娠

B. 立即隔离,终止妊娠(引产)

C. 隔离,静脉输液保肝治疗,继续妊娠

D. 可立即剖宫产,防止肝负担继续加重

E. 卧床休息,口服保肝治疗,继续妊娠

11. 某育龄妇女,向护士咨询乙型肝炎对母儿的影响,其叙述**错误**的是

A. 早期妊娠反应重

B. DIC 发生率增高

C. 母婴传播概率低

D. 产后出血发生率增高

E. 妊娠期高血压疾病发生率增高

12. 孕妇,27 岁,妊娠 37^{+4} 周,G_1P_0,风湿性心脏病病史,心功能 Ⅲ 级 A,剖宫产术后 2 日,护理措施**不妥**的是

A. 充足休息　　　　　　B. 抗感染治疗　　　　　　C. 观察输液速度

D. 指导母乳喂养　　　　E. 观察子宫复旧

13. 孕妇,26 岁,孕 31 周,G_1P_0,自诉头晕、乏力、食欲不佳半月余,胎位、胎心及骨盆测量均正常,血红蛋白 85g/L,血细胞比容 25%,血清铁 6.0μmol/L,治疗药物应首选

A. 维生素 B_{12} 肌内注射　　　　　　B. 右旋糖酐铁

C. 硫酸亚铁　　　　　　　　　　D. 叶酸

E. 少量多次输血

14. 孕妇,30 岁,孕 24 周,G_2P_0,75g 口服葡萄糖耐量试验:空腹血糖 6.2mmol/L,服糖后 1 小时血糖 10.6mmol/L,无糖尿病史,最可能的诊断是

A. 继发性糖尿病　　　　　　B. 妊娠期糖尿病

C. 肾性糖尿　　　　　　　　　　D. 糖尿病合并妊娠

E. 其他特殊类型糖尿病

15. 孕妇,28岁,孕32周,G_2P_0,妊娠合并糖尿病,空腹血糖10.2mmol/L,用胰岛素治疗中。在清晨5时惊醒,心慌、出汗,此时应立即

    A. 进食   B. 饮水   C. 测体温

    D. 测血糖   E. 测尿糖及酮体

16. 孕妇,25岁,妊娠8周,G_1P_0。妊娠剧吐,皮肤黏膜苍白,毛发干燥无光泽,活动无力、易头晕。辅助检查:血红蛋白70g/L,血细胞比容0.15,血清铁6.0μmol/L。孕期健康宣教内容,**错误**的是

    A. 列为高危妊娠

    B. 给予心理支持

    C. 监测胎心率变化

    D. 评估胎儿宫内生长发育状况

    E. 服用铁剂胃肠道反应较重者,需同服维生素C

17. 孕妇,29岁,妊娠38周,G_1P_0,心脏病病人。产科情况暂无异常,刚临产,心功能Ⅱ级。以下护理措施中**错误**的是

    A. 吸氧   B. 灌肠

    C. 半卧位   D. 观察早期心力衰竭征象

    E. 必要时注射哌替啶

18. 孕妇,31岁,妊娠39^{+4}周,G_1P_0风湿性心脏病,心功能Ⅰ级,骨盆及胎位正常,现规律性宫缩3小时,心率88次/分,宫颈口开大2cm,胎心148次/分。正确的处理措施是

    A. 立即行人工破膜,缩短产程

    B. 缩宫素点滴,加强宫缩

    C. 快速给毛花苷C预防心力衰竭

    D. 立即剖宫产

    E. 胎儿娩出后腹部压沙袋

19 孕妇,25岁,妊娠24周,G_1P_0,室间隔缺损修补术后16年,心功能Ⅱ级,处理措施**错误**的是

    A. 立即终止妊娠   B. 加强产前检查   C. 低盐饮食

    D. 卧床休息   E. 预防感染

20. 孕妇,29岁,妊娠21周,G_1P_0,第一次做产前检查,自觉日常活动后乏力、心悸、气急。检查确定为风湿性心脏病,心功能Ⅱ级A。护士告知其易发生心力衰竭的危险时期是

    A. 妊娠22~24周   B. 妊娠25~26周   C. 妊娠27~28周

    D. 妊娠29~31周   E. 妊娠32~34周

21. 孕妇,23岁,妊娠38周,G_1P_0,枕左前位。先天性房间隔缺损病史。目前心功能为Ⅱ级A,规律宫缩,宫颈口开大8cm,胎头在坐骨棘水平下2cm,胎心134次/分。其护理措施正确的是

    A. 给予缩宫素,加强子宫收缩

    B. 宫口开全后,行阴道助产缩短第二产程

    C. 给予洋地黄类药物,预防心力衰竭

    D. 鼓励产妇屏气用力

    E. 立即剖宫产术结束妊娠

22. 孕妇,28岁,妊娠8周,G_1P_0,有先心病病史,心功能Ⅱ级A,护士对其进行的孕期健康宣教内容,正确的是

    A. 避免过劳,每日睡眠8~10小时

    B. 预防上呼吸道感染

    C. 妊娠20周起,限制食盐摄入量

D. 合理饮食,孕期体重增加不超过 12.5kg

E. 于预产期住院待产即可

23. 孕妇,29 岁,妊娠 39 周,G_1P_0,风湿性心脏病病史,现腰酸、腹痛,1 小时后突然心悸、气短、呼吸困难,口唇发绀。查体:脉搏 126 次 / 分,呼吸 28 次 / 分,血压 118/76mmHg,胎心率 150 次 / 分。治疗护理措施正确的是

    A. 立即去枕平卧位   B. 低流量加压吸氧

    C. 硝酸甘油   D. 吗啡 20mg 静脉缓慢注射

    E. 给予缩宫素,缩短产程

(三) A3 型题

(1~2 题共用病例)

孕妇,24 岁,G_1P_0,妊娠合并风湿性心脏病,心衰病史,现孕 35 周,检查:血压 120/80mmHg,脉搏 88 次 / 分,胎心 148 次 / 分,心尖部闻及舒张期杂音,休息时无不适症状,轻微日常工作即感心慌。

1. 该孕妇的心功能分级是

    A. I 级   B. II 级   C. III 级   D. IV 级   E. II~III 级

2. 目前其最适宜的治疗措施为

    A. 若无产科指征等待自然分娩

    B. 待胎儿成熟后滴注缩宫素引产

    C. 待胎儿成熟后择期剖宫产

    D. 待临产后急诊剖宫产

    E. 待自然临产,宫口开全后阴道助产

(3~4 题共用病例)

孕妇,28 岁,G_1P_0,早孕反应较重,食欲缺乏、呕吐。现妊娠 8 周,皮肤黏膜苍白,毛发干燥无光泽,无力、头晕、气短。辅助检查:血红蛋白 56g/L,血细胞比容 0.15,血清铁 5.0μmol/L。

3. 其最可能的诊断为

    A. 重度缺铁性贫血   B. 再生障碍性贫血   C. 贫血性心脏病

    D. 轻度贫血   E. 重度巨幼细胞贫血

4. 为其做孕期健康宣教,**错误**的是

    A. 摄取高铁、高蛋白质及高维生素 C 食物

    B. 服用铁剂时,如排黑色便,则应立即停药

    C. 加强母儿监护

    D. 评估胎儿宫内生长发育状况

    E. 给予心理支持,减少心理应激

(5~6 题共用病例)

孕妇,30 岁,妊娠 39 周,G_1P_0,合并风湿性心脏病。于 13:00 腰酸、不规律性子宫收缩,40 分钟后突然心悸、气短、呼吸困难、口唇发绀。查体:血压 130/85mmHg,脉搏 124 次 / 分,呼吸 26 次 / 分,双肺湿啰音,胎心率 156 次 / 分。

5. 最确切的诊断为

    A. 胎盘早期剥离   B. 心肌梗死   C. 肺炎

    D. 心力衰竭   E. 胎儿宫内窘迫

6. 其正确的治疗护理措施为

    A. 去枕平卧,减少回心血量   B. 低流量持续吸氧

    C. 立即行剖宫产术   D. 用药纠正心力衰竭

E. 静脉输入甘露醇利尿,减少血容量

（7~8题共用病例）

孕妇,27岁,妊娠36周,G_1P_0,自觉食欲差伴恶心、乏力,小便深黄色,呕吐2周,皮肤瘙痒4天。查体:血压135/90mmHg,体温37.4℃,皮肤巩膜黄染,神志清,躯干及四肢皮肤可见散在出血点,肝肋下触及其边缘,触痛,胎心率140次/分,胎头入盆。

7. 确诊本例最佳的辅助检查手段是

    A. 胸部X线
    B. 磁共振成像（MRI）检查
    C. 乙肝五项、肝功能、凝血功能
    D. 血型和血小板
    E. 肝胆脾彩超

8. 为防止发生产后出血,下列护理措施**错误**的是

    A. 产前肌内注射维生素K
    B. 产前准备好抢救物品
    C. 密切观察,避免滞产
    D. 产时缩短第二产程
    E. 胎儿娩出后禁止使用缩宫素,以免加重肝脏损害

（9~10题共用病例）

孕妇,30岁,妊娠33周,G_1P_0,乙肝病史。12天前出现乏力、食欲欠佳,近5天出现呕吐、巩膜黄染,入院时神志欠清,查:血压130/90mmHg,胆红素30μmol/L,丙氨酸转氨酶升高,凝血酶原时间百分活度38%。

9. 最可能的诊断是

    A. 药物性肝损害
    B. 妊娠高血压综合征肝损害
    C. 妊娠肝内胆汁淤积症
    D. 妊娠合并重症肝炎
    E. 妊娠脂肪肝

10. **错误**的处理措施是

    A. 积极保肝
    B. 消除黄疸
    C. 使用广谱抗生素
    D. 防治肝性脑病
    E. 立即终止妊娠

（11~12题共用病例）

孕妇,30岁,妊娠39周,G_1P_0,产前检查被确诊为慢性乙型肝炎。4小时前自然临产,护士对她进行分娩期护理和健康指导。

11. 下列分娩时的护理措施,**错误**的是

    A. 密切观察产程进展
    B. 配备新鲜血液
    C. 观察产妇有无口鼻、皮肤黏膜出血倾向
    D. 避免软产道损伤引起的母婴传播,禁止阴道助产
    E. 正确应用缩宫素,预防产后出血

12. 为了防止新生儿感染乙肝,指导和护理措施中,正确的是

    A. 出生1个月内给新生儿注射HBIG
    B. 出生后24小时内给新生儿免疫接种乙肝疫苗
    C. 使用雌激素回奶
    D. 产后使用避孕药避孕
    E. 尽早进行母婴同室管理

（四）A4 型题

（1~3 题共用病例）

孕妇,32 岁,G_1P_0,1 个月前曾患上呼吸道感染,治愈。但仍自觉心悸。

1. 符合早期心力衰竭诊断的病史和体征是

    A. 孕 35 周,合并风湿性心脏病   B. 休息时心率 105 次 / 分

    C. 休息时呼吸 20 次 / 分   D. 足踝水肿,休息后消退

    E. 夜间常需起床开窗,呼吸新鲜空气

2. 孕妇现已安全度过 38 周,骨盆检查正常,枕左前位,胎心 146 次 / 分,不规律宫缩,宫颈管消失,宫颈口开大 2cm,活动时伴心悸、胸闷。其正确的处理措施为

    A. 持续低流量吸氧,平卧位   B. 严密监护,等待自然临产

    C. 静脉点滴缩宫素引产   D. 宫口开全后助产

    E. 尽早剖宫产终止妊娠

3. 该产妇产后 2 天,护理措施**错误**的是

    A. 严密监护生命体征   B. 预防心衰和感染

    C. 给予清洁、休息、饮食、活动等指导   D. 指导母乳喂养方法

    E. 严密观察药物不良反应。

（4~6 题共用病例）

孕妇,29 岁,G_2P_0,曾在妊娠 25 周因胎儿脊柱裂行引产。此次妊娠在 32 周时超声检查发现羊水较多,未见明显畸形,无糖尿病家族史,建议到上级医院会诊,拒绝。现妊娠 37 周,查体:血压 130/80mmHg,宫高 36cm,胎心率 140 次 / 分,但胎儿大于妊娠周数,孕妇身高 163cm,体重 102kg,近期有多饮、多尿、多食症状。

4. 首先考虑的诊断是

    A. 母儿血型不合   B. 风疹病毒感染

    C. 妊娠期糖尿病   D. 胎盘早期剥离

    E. 胎儿消化道发育异常

5. 为明确诊断,首选的检查项目是

    A. 血清病毒系列检查   B. 夫妇双方血型检查

    C. 血脂系列检查   D. 抽取羊水行 AFP 检查

    E. 口服葡萄糖耐量试验

6. 新生儿出生后 Apgar 评分 8 分,**不必要**的处理是

    A. 早期哺乳   B. 注意新生儿有无低血钙

    C. 气管插管加压给氧   D. 按早产儿的原则处理

    E. 预防新生儿低血糖

三、简答题

1. 简述妊娠合并心脏病产妇产褥期护理要点。

2. 简述糖尿病对孕妇、胎儿及新生儿的主要影响。

3. 简述 75g 口服葡萄糖耐量试验的方法及诊断标准。

4. 简述妊娠期糖尿病孕妇在妊娠期血糖的控制目标。

5. 简述乙型肝炎病毒母婴传播的途径。

四、病例分析

1. 孕妇,24 岁,G_1P_0,妊娠合并风湿性心脏病,于妊娠 22 周时因上呼吸道感染出现呼吸困难,不能平卧,查体:血压 130/85mmHg,脉搏 116 次 / 分,心律不齐,呼吸 28 次 / 分,双下肢水肿(++)。胎

心 152 次 / 分。住院治疗 4 周后,病人心功能Ⅱ级,病情稳定,予以出院。现妊娠 32 周,检查:血压 125/80mmHg,脉搏 110 次 / 分,呼吸 26 次 / 分,心尖部闻及舒张期杂音,卧床休息时无不适症状,轻微日常活动即感不适、心悸。胎心 150 次 / 分。孕妇及家人担心母儿预后,反复询问护士。

请思考:

(1)孕妇心功能是几级?

(2)该孕妇可能存在的护理问题有哪些?

(3)对该孕妇及家人应采取哪些护理措施?

2. 孕妇,23 岁,妊娠 37^{+2} 周,枕左前位,G_1P_0。病人有先天性房间隔缺损介入治疗病史。现心功能Ⅱ级,BP:110/80mmHg,P:96 次 / 分,规律宫缩,宫颈口开大 8cm,胎头在坐骨棘水平下 2cm,胎心 128 次 / 分。

请思考:

(1)目前其最适宜的治疗措施是什么?

(2)其可能的护理诊断 / 问题是什么?

(3)在该病人的分娩期和产褥期,护士将为其采取的护理措施是什么?

3. 孕妇,31 岁,妊娠 37 周,G_2P_0,自然流产 1 次。其母亲患 2 型糖尿病。查体:BP 125/75mmHg,P 88 次 / 分,宫高 36cm,胎心 146 次 / 分,空腹血糖 7.4mmol/L,近期有多饮、多尿、多食症状。

请思考:

(1)首先考虑的临床诊断是什么?

(2)其可能的护理诊断 / 问题是什么?

(3)护士如何对她实施护理措施和健康保健指导?

4. 孕妇,25 岁,妊娠 32 周,G_1P_0。近 3 天自感乏力,食欲差,曾在当地治疗,昨日病情加重,伴呕吐,巩膜发黄,神志欠清而转入院。查体:BP 130/80mmHg,P 88 次 / 分,胎心 152 次 / 分;实验室检查:SGPT 150U/L,胆红素 174μmol/L,PTA<35%,尿蛋白(++)。

请思考:

(1)确诊本例的最佳辅助检查方法是什么?

(2)护士如何对她进行分娩期护理和健康保健指导?

(3)该产妇术后发生阴道流血,失血量超过 1000ml,其最可能原因是什么?

(4)新生儿应接受的免疫治疗内容及方法是什么?

参 考 答 案

一、名词解释

1. 妊娠期糖尿病:为妊娠前糖代谢正常,妊娠期才出现的糖尿病。糖尿病孕妇中,90% 以上为 GDM,多数病人血糖于产后恢复正常,但将来患 2 型糖尿病几率增加。

2. 75g 口服葡萄糖耐量试验:口服含 75g 葡萄糖的液体 300ml,分别抽取服糖前、服糖后 1 小时、2 小时的静脉血(从开始饮用葡萄糖水计算时间),测定血浆葡萄糖水平。

3. 妊娠期贫血:孕妇外周血血红蛋白 <110g/L,血细胞比容 <0.33 称为妊娠期贫血,其中血红蛋白≤60g/L 为重度贫血,以缺铁性贫血最常见。

二、选择题

(一)A1 型题

1. B   2. D   3. D   4. C   5. C   6. C   7. D   8. A   9. E   10. A

11. D   12. E

（二）A2 型题

1. E　　2. E　　3. C　　4. E　　5. D　　6. E　　7. D　　8. D　　9. E　　10. C

11. C　　12. D　　13. B　　14. B　　15. A　　16. E　　17. B　　18. E　　19. A　　20. E

21. B　　22. B　　23. C

（三）A3 型题

1. C　　2. C　　3. A　　4. B　　5. D　　6. D　　7. C　　8. D　　9. D　　10. E

11. D　　12. B

（四）A4 型题

1. E　　2. E　　3. D　　4. C　　5. E　　6. C

三、简答题

1.（1）监测并协助产妇恢复孕前的心功能状态：①产后 72 小时严密监测生命体征：预防心衰和感染，防止产后出血发生。②给予清洁、休息、饮食、活动等相关指导，Ⅲ级或以上者，应及时回乳，指导家属人工喂养的方法。严密观察药物不良反应。

（2）促进亲子关系建立，避免产后抑郁发生：制订循序渐进式的自我照顾计划，逐渐恢复自理能力。减少产后抑郁症的发生。

（3）做好出院指导：制订详细出院计划，未做绝育术者，遵从医生建议采取适宜的避孕措施，严格避孕。

2.（1）对孕妇的影响：流产、妊娠期并发症感染、羊水过多、巨大胎儿、糖尿病酮症酸中毒、增加再次妊娠患 GDM 的风险、发展为 2 型糖尿病和远期心血管系统疾病几率亦随之增加。

（2）对胎儿的影响：巨大儿、胎儿生长受限、早产、胎儿畸形等。

（3）对新生儿影响：呼吸窘迫综合征；低血糖等。

3.（1）方法：OGTT 前 1 日晚餐后禁食至少 8 小时至次日晨（最迟不超过上午 9 时）。OGTT 试验前连续 3 日正常体力活动、正常饮食，即每日进食碳水化合物不少于 150g，检查期间静坐、禁烟。检查时，5 分钟内口服含 75g 葡萄糖的液体 300ml，分别抽取服糖前、服糖后 1 小时、2 小时的静脉血（从开始饮用葡萄糖水计算时间），放入含有氟化钠的试管中，采用葡萄糖氧化酶法测定血浆葡萄糖水平。

（2）诊断标准：空腹及服糖后 1、2 小时的血糖值分别为 5.1mmol/L、10.0mmol/L、8.5mmol/L（92mg/dl、180mg/dl、153mg/dl）。任何一点血糖值达到或超过上述标准即诊断为妊娠期糖尿病。

4. 妊娠期糖尿病病人妊娠期血糖应控制在餐前及餐后 2 小时血糖值分别≤5.3mmol/L、6.7mmol/L（95mg/dl、120mg/dl），特殊情况下可测餐后 1 小时血糖≤7.8mmol/L（140mg/dl）；夜间血糖不低于 3.3mmol/L（60mg/dl）。

5.（1）垂直传播：通过胎盘引起宫内传播。

（2）产时传播：胎儿通过产道接触母血、羊水、阴道分泌物等传播。

（3）产后传播：可能与新生儿密切接触母亲的唾液等有关。

四、病例分析

1.（1）Ⅲ级。

（2）①活动无耐力　与心排血量下降有关。②潜在并发症：心力衰竭、感染。③焦虑　与担心母儿预后有关。

（3）①定期产前检查或家庭访视：重点评估心脏功能情况及胎儿宫内情况，可早期发现诱发心力衰竭的各种潜在危险因素。充分休息，合理营养，预防心力衰竭。②健康教育：指导孕妇及家属掌握妊娠合并心脏病的相关知识，包括如何自我照顾，限制活动程度，诱发心力衰竭的因素及预防；识别早期心衰的常见症状和体征，掌握应对措施。及时为家人提供信息，使其了解妊娠的进展情况，监测胎动的方法及产时、产后的护理方法，以减轻孕妇及家人的焦虑心理，安全度过妊娠期。

2.（1）该病人应待宫口开全后,在严密监护下给予阴道助产,防止心力衰竭和产后出血发生。

（2）潜在并发症:心力衰竭、产后出血。

（3）①严密观察产程进展,评估孕妇心功能状态,缩短第二产程,防止心力衰竭发生。同时应做好抢救新生儿的各种准备工作。②预防产后出血和感染。胎儿娩出后,腹部应立即放置沙袋,持续24小时,必要时遵医嘱给予静脉或肌内注射缩宫素,禁用麦角新碱,严格遵循无菌操作规程,并按医嘱给予抗生素预防感染。③产后72小时严密监测生命体征,给予清洁、休息、饮食、活动、新生儿喂养等相关指导,未做绝育术者,遵医嘱严格避孕。

3.（1）糖尿病合并妊娠。

（2）①营养失调:低于或高于机体需要量 与血糖代谢异常有关;②知识缺乏:缺乏血糖监测、糖尿病合并妊娠的自我管理等相关知识。

（3）①加强母儿监护:对孕妇及家人进行糖尿病相关知识宣教,通过饮食营养治疗,运动干预等方法正确监控血糖。教会孕妇掌握高血糖及低血糖的症状及紧急处理步骤,提供各种交流的机会,鼓励其讨论面临的问题及心理感受,协助澄清错误的观念和行为,促进身心健康。②若血糖控制良好且无母儿并发症,在严密监测下,妊娠39周后可终止妊娠;血糖控制不满意或出现母儿并发症,应及时收入院观察,根据病情决定终止妊娠时机和方式。③分娩期和产褥期应根据孕产妇血糖变化及时调整胰岛素用量;防止新生儿低血糖,应定时滴服葡萄糖液,指导母乳喂养;预防产褥感染;指导产妇定期接受产科和内科复查,了解产后血糖的恢复情况,同时对其子代进行随访以及健康生活方式的指导。

4.（1）肝功能检查

（2）①密切观察产程进展,预防肝性脑病、DIC及肾衰竭。密切观察产妇有无口鼻、皮肤黏膜出血倾向,监测凝血功能,配备新鲜血液。②第二产程给予阴道助产,严格执行操作程序,避免软产道损伤及新生儿产伤等引起的母婴传播。胎儿娩出后,抽脐血做血清病原学检查及肝功能检查。正确应用缩宫素,预防产后出血。③预防感染并严格执行消毒隔离制度,产时严格消毒并应用广谱抗生素。凡产妇使用过的医疗用品均需用2000mg/L的含氯消毒液浸泡后按相关规定处理。

（3）肝功能受损,凝血功能障碍导致的产后出血。

（4）HBsAg阳性母亲的新生儿,应在出生后24小时内尽早(最好在出生后12小时)注射乙型肝炎免疫球蛋白,剂量应≥100U,同时在不同部位接种10μg重组酵母乙型肝炎疫苗。在1个月和6个月时分别接种第2和第3针乙型肝炎疫苗,可显著提高阻断母婴传播的效果。

（王治英）

第十一章
异常分娩妇女的护理

练 习 题

一、名词解释

1. 产力异常

2. 急产

3. 强直性子宫收缩

4. 活跃期停滞

5. 第二产程延长

二、选择题

（一）A1 型题

1. 活跃期停滞是指初产妇

    A. 活跃期宫口扩张停止 >4 小时

    B. 活跃期宫口扩张停止 >2 小时

    C. 活跃期宫口扩张停止 >3 小时

    D. 活跃期宫口扩张停止 >1 小时

    E. 活跃期宫口扩张停止 >5 小时

2. 初产妇（未行硬膜外麻醉无痛分娩）第二产程延长是指第二产程时间超过

    A. 0.5 小时   B. 1 小时   C. 2 小时

    D. 3 小时   E. 4 小时

3. 关于子宫痉挛性狭窄环，下列描述正确的是

    A. 多因不适当地使用缩宫药物或粗暴进行阴道内操作所致

    B. 阴道检查在宫腔内可触及较硬而无弹性的狭窄环，随宫缩上升

    C. 应立即行阴道助产

    D. 其特点是子宫局部平滑肌呈痉挛性不协调性收缩，间歇期放松

    E. 狭窄环只发生在宫体部

4. 中骨盆狭窄的孕妇，最容易导致

    A. 胎头跨耻征阳性   B. 持续性枕后位   C. 胎膜早破

    D. 胎位异常   E. 胎先露入盆受阻

5. 关于产程，下列描述正确的是

    A. 胎头下降程度是以坐骨结节为标志

    B. 潜伏期是指宫口扩张 1~2cm

C. 胎膜多在第一产程末自然破裂

D. 第一产程活跃期最大时限为 6 小时

E. 膀胱过度充盈与胎头下降及宫缩无关

6. 关于不协调性宫缩过强,下列描述正确的是

A. 痉挛性狭窄环紧箍儿体,阻碍胎儿下降

B. 子宫收缩极性倒置,但不影响宫口开大

C. 子宫肌肉不协调收缩,致使宫腔内压力处于低张状态

D. 使用一般镇静药物效果不佳

E. 较少发生胎儿宫内窘迫

（二）A2 型题

1. 28 岁初产妇,临产 16 小时,阴道检查:宫口开全 2 小时,先露头达 S+2,骨产道正常,枕后位,胎心 122 次 / 分,此时最恰当的分娩方式是

A. 即刻行剖宫产术

B. 行会阴侧切,产钳助产

C. 静脉点滴催产素

D. 等待胎头自然旋转后阴道助产

E. 静脉高营养等待阴道分娩

2. 初产妇,35 岁,妊娠 40 周,规律宫缩 18 小时,宫口开大 3cm,胎头 S-1,胎头大囟门位于骨盆右前方,胎心 108 次 / 分,下列诊断**错误**的是

A. 枕后位

B. 高龄初产

C. 胎儿窘迫

D. 潜伏期延长

E. 胎头下降停滞

3. 某女,28 岁,G_1P_0,宫内妊娠 39^{+5} 周,于 2016 年 7 月 15 日入院待产。骨盆外测量坐骨结节间径小于 8cm,余查体未见异常。此时应进一步测量的径线是

A. 骶耻外径

B. 粗隆间径

C. 骶耻内径

D. 骨盆出口前矢状径

E. 骨盆出口后矢状径

4. 某初产妇,28 岁,协调性子宫收缩乏力,宫口开大 5cm,无头盆不称,最恰当的处理是

A. 给予镇静剂

B. 阴道助产

C. 人工破膜后静脉滴注缩宫素

D. 等待产程自然分娩

E. 剖宫产结束分娩

5. 某女,28 岁,G_1P_0,孕 39 周,临产 12 小时,宫口开全 40 分钟,胎头未下降。触诊提示:胎儿肢体在左前方,胎背在左后方,胎头位于耻骨联合上方、不能推动,额隆突明显,此时阴道检查可发现

A. 胎头矢状缝与骨盆横径一致,后囟在左方

B. 胎头矢状缝与骨盆横径一致,后囟在右方

C. 胎头矢状缝与骨盆斜径一致,后囟在右方

D. 胎头矢状缝与骨盆斜径一致,后囟在左方

E. 胎头矢状缝与骨盆横径一致,后囟在中间

6. 某孕妇,身高 144cm,临床诊断为狭窄骨盆。其最可能的狭窄类型为

A. 扁平骨盆

B. 畸形骨盆

C. 漏斗骨盆

D. 横径狭小骨盆

E. 均小骨盆

7. 某女,27 岁,G_1P_0,孕 36 周,来门诊检查,1 周前有少量阴道流血,未做处理,自行停止,昨晚阴道再次流血,量多,伴阵发性腹痛。检查:血压 100/54mmHg,胎心率 170 次 / 分,臀位。此时最好的处理方法是

A. 输液、给予止血药物

B. 给氧纠正胎儿窘迫

C. 剖宫产终止妊娠
D. 期待疗法
E. 行足牵引压迫胎盘止血

（三）A3 型题

（1~2 题共用病例）

某女，G_1P_0，孕 37 周，骨盆外测量：骶耻外径 18.5cm，髂前上棘间径 23cm，坐骨结节间径 7.5cm，坐骨结节间径与出口后矢状之和为 14cm。阴道检查：骶骨板弯曲好，骨盆内聚，坐骨棘间径约 9cm，胎儿估计 3000g，头浮，胎心 140 次 / 分。

1. 该孕妇骨盆属于
   A. 骨盆入口平面狭窄
   B. 骨盆出口平面狭窄
   C. 中骨盆狭窄
   D. 中骨盆及出口平面狭窄
   E. 骨盆三个平面狭窄

2. 入院后行阴道检查：宫口开 5cm，宫颈周边轻度水肿，人工破膜，羊水 Ⅱ 度粪染，胎心 120 次 / 分，此时最适宜的处理是
   A. 行胎儿电子监护及头皮血 pH 值测定
   B. 人工破膜加催产素静脉滴注加速产程
   C. 即刻剖宫产终止妊娠
   D. 肌注哌替啶 100mg
   E. 拟订第二产程助产方案

（3~5 题共用病例）

初产妇，孕足月，规律宫缩 16 小时，阴道检查宫口开大 6cm，宫缩转弱，（25~30）秒 /（5~6）分，4 小时后，阴道检查宫口仍开大 6cm，"S-1"。

3. 该待产妇产程曲线属于
   A. 活跃期停滞
   B. 活跃期延长
   C. 潜伏期延长
   D. 胎头下降延缓
   E. 第二产程停滞

4. 此种异常情况，最可能的原因是
   A. 扁平骨盆
   B. 均小骨盆
   C. 中骨盆狭窄
   D. 宫颈水肿
   E. 宫颈肌瘤

5. 首选的处理措施是
   A. 催产素静脉点滴
   B. 哌替啶肌注
   C. 鼓励产妇进食、休息
   D. 阴道检查
   E. 立即剖宫产

（6~8 题共用病例）

某女，29 岁，经产妇，孕 40 周，临产 10 小时，宫缩时胎心率 110 次 / 分，查宫口开大 2cm，头先露 S-3，无头盆不称。

6. 此时该孕妇的最佳诊断是
   A. 正常产程
   B. 潜伏期延长
   C. 胎儿宫内窘迫
   D. 活跃期阻滞
   E. 巨大儿

7. 宫口开大 3cm 时，宫缩每 2~3 分钟一次，持续 40 秒，宫缩间歇期听胎心 168 次 / 分，下列措施**错误**的是
   A. 静脉滴注缩宫素加速产程
   B. 人工破膜，观察羊水性状
   C. 监测胎心率
   D. 嘱产妇左侧卧位
   E. 给予氧气吸入

8. 临产 18 小时，宫口已开全，头先露 S+2，胎心持续在 160 次 / 分，此时最恰当的处理是

A. 立即剖宫产   B. 阴道助产分娩

C. 静滴维生素 K_1，预防产后出血   D. 肌内注射地西泮，使孕妇保持镇静

E. 左侧卧位，吸氧

三、简答题

1. 简述协调性子宫收缩乏力的宫缩特点。

2. 简述引起子宫收缩乏力的原因。

3. 简述跨耻征检查的方法及临床意义。

四、病例分析

某女，28 岁，G_1P_0，宫内妊娠 38^{+6} 周，阵发性腹痛 18 小时入院。该孕妇近 2 日来一直睡眠差，进食少。查体：BP124/86mmHg，心率 86 次 / 分，心肺正常。产科检查：宫缩（20~30）秒 /（5~6）分，胎心 140 次 / 分，先露 S-1，宫口开大 1cm，胎位 LOA，胎膜未破。

请思考：

（1）该病人临产后出现的主要问题。

（2）对该病人的护理措施。

参 考 答 案

一、名词解释

1. **产力异常**：在分娩过程中，子宫收缩的节律性、对称性及极性不正常或强度、频率有异常，称为子宫收缩力异常，简称产力异常。

2. **急产**：总产程 <3 小时，结束分娩。

3. **强直性子宫收缩**：子宫强烈收缩，失去节律性，宫缩无间歇。常见于缩宫药物使用不当时，如缩宫素静滴剂量过大、肌内注射缩宫素或米索前列醇引产等。

4. **活跃期停滞**：进入活跃期后，宫口扩张停止超过 4 小时称为活跃期停滞。

5. **第二产程延长**：第二产程初产妇超过 2 小时（硬膜外麻醉无痛分娩时以超过 3 小时为标准）、经产妇超过 1 小时尚未分娩，称为第二产程延长。

二、选择题

（一）A1 型题

1. A   2. C   3. A   4. B   5. C   6. A

（二）A2 型题

1. B   2. E   3. E   4. C   5. D   6. E   7. C

（三）A3 型题

1. D   2. C   3. A   4. C   5. E   6. A   7. A   8. B

三、简答题

1. 协调性子宫收缩乏力的特点：子宫收缩具有正常的节律性、对称性及极性，但收缩力弱，宫腔压力低于 15mmHg，持续时间短，间歇期长且不规律，宫缩小于 2 次 /10 分钟。在收缩的高峰期，宫体隆起不明显，用手指压宫底部肌壁仍可出现凹陷，此种宫缩乏力多属继发性宫缩乏力，可使产程延长甚至停滞。

2. 引起子宫收缩乏力的原因包括头盆不称或胎位异常、子宫局部因素、精神因素、内分泌失调、药物影响等。

3. 检查方法：产妇排尿后仰卧，两腿伸直。检查者将手放于耻骨联合上方，将浮动的胎头向骨盆方向推压，若胎头低于耻骨联合平面表示胎头可以入盆，头盆相称，称为跨耻征阴性；若胎头与耻骨联

合在同一平面,表示可疑,为跨耻征可疑阳性;若胎头高于耻骨联合平面,则表示头盆明显不称,为跨耻征阳性。

临床意义:在初产妇预产期前两周或经产妇临产后胎头尚未入盆时有一定的临床意义,其目的是检查头盆是否相称。

四、病例分析

(1)该病人临产后出现的主要问题:协调性(原发性)子宫收缩乏力,潜伏期延长。

(2)对该病人的护理措施:①改善全身状况,鼓励多休息、进食,协助产妇排尿排便,补充电解质,维持水电解质平衡;②加强子宫收缩:静脉滴注缩宫素,使宫缩达(40~60)秒/(2~3)分钟,同时专人守护,密切观察胎心音、血压、宫缩、宫口扩大及先露下降情况。

(耿　力)

第十二章
分娩期并发症妇女的护理

练 习 题

一、名词解释

1. 产后出血
2. 晚期产后出血
3. 不完全性子宫破裂
4. 病理性缩复环
5. 羊水栓塞

二、选择题

（一）A1 型题

1. 产后出血是指胎儿娩出后 24 小时内阴道分娩者出血量超过
    A. 200ml   B. 300ml   C. 400ml   D. 500ml   E. 600ml

2. 关于子宫破裂的临床表现,下列叙述正确的是
    A. 可见痉挛性狭窄环随宫缩上升
    B. 产妇突感剧烈腹痛,随之子宫收缩停止
    C. 胎头拨露继而着冠
    D. 触诊胎体不清
    E. 均伴有阴道大量鲜血流出

3. 先兆子宫破裂与重型胎盘早期剥离所共有的临床表现是
    A. 伴有头盆不称   B. 剧烈腹痛
    C. 子宫呈板状硬、不放松   D. 有外伤史
    E. 伴有多量阴道出血

4. 子宫病理性缩复环常见于
    A. 羊水过多   B. 双胎   C. 巨大儿
    D. 胎盘早期剥离   E. 梗阻性难产

5. 产后出血最常见的原因是
    A. 宫缩乏力   B. 胎盘胎膜残留   C. 胎盘植入
    D. 软产道损伤   E. 凝血功能障碍

6. 关于产后宫缩乏力性出血的临床表现,下列叙述正确的是
    A. 胎盘娩出后即见血液不断流出
    B. 血色暗红,无凝块

C. 宫缩时出血量增多

D. 胎盘未剥离前即出血不止,多伴有第三产程延长

E. 宫体软,轮廓不清

7. 下列**不属于**羊水栓塞诱因的是

A. 多次分娩   B. 羊水过多   C. 子宫收缩过强

D. 早产   E. 胎膜早破

8. 关于羊水栓塞典型的临床阶段,下列叙述正确的是

A. 休克,DIC 引起的出血,急性肾衰竭

B. 急性肾衰竭,休克,DIC 引起的出血

C. DIC 引起的出血,急性肾衰竭,休克

D. 休克,急性肾衰竭,DIC 引起的出血

E. DIC 引起的出血,休克,急性肾衰竭

9. 关于羊水栓塞的处理,下列描述正确的是

A. 解除肺动脉高压是主要措施之一

B. 慎用肾上腺皮质激素

C. 立即终止妊娠可治愈

D. 出血不止的病人,休克状态下急切子宫

E. 休克早期应用低分子右旋糖酐将加重休克

10. 先兆性子宫破裂主要表现为

A. 突然剧烈腹痛   B. 休克

C. 扩张的宫口回缩   D. 腹壁下可触及清楚的胎体

E. 病理性缩复环

(二)A2 型题

1. 足月妊娠,临产 16 小时,排尿困难。检查:宫底剑突下 2 横指,拒按,ROP 位,胎心率 68 次 / 分,宫口开大 4cm,S-1,产瘤 3.0cm×3.0cm×1.5cm,胎头塑形明显,宫缩间歇时,病人呼痛不已,脐下 2 横指处见一凹陷并随宫缩逐渐上升,导尿发现为肉眼血尿,此时最可能的临床诊断是

A. 子宫痉挛性狭窄环   B. 高张性宫缩乏力

C. 先兆子宫破裂   D. 低张性宫缩乏力

E. 子宫破裂

2. 初产妇,孕 38 周,胎儿估计 3800g,在人工破膜 + 缩宫素静脉点滴的处理下,5 小时宫口开大 9cm,检查发现脐下 2 指处可见病理性缩复环,导尿浅粉色,最适宜的处理为

A. 立即停用缩宫素,等待自然分娩

B. 立即行产钳助产术

C. 立即行剖宫产术

D. 给予镇静剂后行阴道助产

E. 给予镇静剂后等待自然分娩

3. 初产妇,足月自然分娩,胎儿娩出后 5 分钟,产妇开始出现较多量活动性阴道出血,暗红色有血凝块,最可能的原因是

A. 宫颈裂伤   B. 凝血功能障碍   C. 产后宫缩乏力

D. 胎盘部分剥离   E. 阴道静脉破裂

4. 26 岁,G_1P_0,孕 41 周,因臀位行臀牵引术,胎儿娩出后 5 分钟突发阴道流血约 400ml,检查血压 100/60mmHg,脉搏 100 次 / 分,宫底平脐。此时,最适宜的处理是

A. 静脉点滴缩宫素

B. 检查软产道有无损伤

C. 协助胎盘娩出，未剥离者行人工剥离胎盘

D. 按摩子宫

E. 纱布填塞宫腔

5. 26 岁，G_1P_0，孕 29 周，胎动胎心消失 1 周入院，经人工破膜及缩宫素点滴引产娩出一死婴，胎儿娩出后阴道持续性流血，经人工剥离胎盘及使用宫缩剂后仍出血不止，无凝血块，产后出血的原因可能是

A. 产后宫缩乏力   B. 软产道损伤   C. 子宫破裂

D. 子宫腔内感染   E. 凝血功能障碍

6. 32 岁，G_3P_1，孕 40 周，人工流产 2 次，产程进展顺利，胎儿娩出后 30 分钟胎盘仍未娩出，亦无剥离迹象，阴道无出血，最可能的原因是

A. 胎盘剥离不全   B. 胎盘剥后滞留   C. 胎盘嵌顿

D. 胎盘完全植入   E. 胎盘部分性粘连

（三）A3 型题

（1~2 题共用病例）

产妇，G_2P_0，孕 40 周，头位。临产 18 小时，宫口开大 8cm，有头盆不称，2 小时产程无进展，缩宫素静脉点滴，产程仍无进展。由基层医院转诊，初步诊断为"子宫破裂"。

1. 体检中发现最可靠的诊断依据是

A. 产妇疼痛难忍，呼叫，烦躁不安   B. 可见阴道多量鲜血流出

C. 脐下病理性缩复环随宫缩上升   D. 子宫轮廓不清，胎体可清楚扪及

E. 胎心、胎动消失

2. 此时病人最适宜的处理方法是

A. 立即行阴道内诊，以明确破口部位及大小

B. 迅速阴道助产娩出死胎

C. 即刻剖宫取胎，同时行子宫次全切除术

D. 剖宫取胎后，对破口小、时间短、无感染者可行修补术

E. 输血输液观察

（3~4 题共用病例）

产妇，30 岁，G_1P_0，孕 39 周，因见红，偶感下腹坠胀入院。入院 2 天前于夜间有明显腹部下坠感，晨起后消失，肛门检查盆骨正常，宫颈部分消失，宫口未开，先露 S-1.5，产妇感疲乏、无力。该产妇因活跃期延长，行缩宫素静脉点滴，点滴中突发剧烈腹痛，检查：脐耻间可见一凹陷，下腹拒按，胎心率 110 次/分，阴道内诊：宫口开 8cm，先露 S+1，LOA，骨盆正常，导尿呈血性。

3. 可能的诊断为

A. 胎盘早期剥离   B. 先兆子宫破裂   C. 前置胎盘

D. 子宫破裂   E. 膀胱破裂

4. 最适宜的处理措施是

A. 加快缩宫素静脉点滴速度   B. 产钳助产术

C. 给予哌替啶后继续观察产程进展   D. 剖宫产术

E. 吸氧，静脉输入高张葡萄糖

（5~7 题共用病例）

产妇，24 岁，G_1P_0，孕 40 周，破膜 24 小时，有规律宫缩 20 小时，胎儿手脱出阴道口来诊。检查：脐

下病理性缩复环随宫缩上升,产妇腹痛拒按,烦躁不安,脉搏、呼吸快,胎心率160次/分。

5. 此时应首先考虑的临床诊断是
   A. 胎盘早期剥离　　　　　　　B. 前置胎盘　　　　　　　C. 子宫先兆破裂
   D. 子宫不全破裂　　　　　　　E. 完全性子宫破裂

6. 早期最有诊断意义的体征是
   A. 产妇疼痛难忍,呼叫　　　　　　　　B. 可见阴道内多量鲜血流出
   C. 子宫轮廓不清,胎体可清楚扪及　　　D. 肉眼血尿
   E. 脐下病理缩复环随宫缩上升

7. 最佳处理方法是
   A. 立即给予镇静剂　　　　　　　　　B. 乙醚麻醉下行内倒转术
   C. 抗休克治疗　　　　　　　　　　　D. 立即剖宫产术
   E. 立即消毒将手送回阴道内

（四）A4 型题

（1~3 题共用病例）

初产妇,因第二产程延长、胎儿宫内窘迫行产钳助产,新生儿体重4000g,胎儿娩出后阴道持续出血,色鲜红,无凝血块,宫底硬,子宫轮廓清。

1. 产妇阴道出血最可能的原因是
   A. 产后宫缩乏力　　　　　　　B. 软产道裂伤　　　　　　　C. 胎盘剥离不全
   D. 凝血功能障碍　　　　　　　E. 子宫破裂

2. 最适宜的处理是
   A. 注射麦角新碱　　　　　　　　　　B. 注射缩宫素
   C. 配血,输血　　　　　　　　　　　　D. 开放静脉,手取胎盘
   E. 仔细检查软产道,有裂伤立即缝合

3. 产后1小时,按压子宫排出凝血块约400g,产妇面色苍白,出冷汗,测BP 70/30mmHg,子宫轮廓不清,此时出血原因最可能是
   A. 胎盘剥离不全　　　　　　　B. 胎盘残留　　　　　　　C. 子宫收缩乏力
   D. 凝血功能障碍　　　　　　　E. 软产道裂伤

三、简答题

1. 简述产后出血量的评估方法。
2. 简述子宫收缩乏力所致产后出血的处理。
3. 简述子宫破裂的病因及先兆子宫破裂的主要临床表现。
4. 简述羊水栓塞的处理原则。

四、病例分析

1. 某产妇,36岁,身高145cm,G_2P_1,孕40周。10小时前出现规律腹痛,到私人诊所分娩,4小时前宫口开全并见胎儿头发,1小时后胎儿仍未娩出。接产人员将10U缩宫素加入0.9%生理盐水500ml内静脉点滴,30分钟后产妇感下腹疼痛难忍,查体见下腹出现一凹陷,胎心率108次/分。接产人员用力按压产妇腹部,试图协助胎儿娩出,但产妇突然感到剧烈疼痛,大呼一声,随即腹痛感减轻,继之出现持续性腹痛,全身冷汗。急测血压80/40mmHg,脉搏120次/分,呼吸24次/分。产妇脸色苍白,表情淡漠,全腹压痛明显,腹壁下可触及胎儿肢体,未闻胎心,阴道少量鲜血流出。

请思考:
（1）该产妇最可能的临床诊断是什么?
（2）请写出目前应该采取的护理措施。

2. 某产妇,28岁,G₁P₁,足月妊娠,分娩中因第二产程延长,在会阴侧切助产下娩出一男婴,体重 3900g,胎盘于胎儿娩出后 15 分钟自然娩出;产后观察:产妇阴道流出暗红色血,伴有血块;触摸子宫大而软,宫底升高;产妇出现眩晕、打哈欠、口渴、烦躁不安;继之出现四肢湿冷、面色苍白、脉搏 110 次 / 分,血压 80/50mmHg,呼吸急促等表现。

请思考:

(1)请说出该产妇产后出血的原因。

(2)请说出该产妇可能的护理诊断 / 问题。

(3)请根据护理诊断写出相应的护理措施。

3. 产妇 29 岁,G₂P₁,足月分娩,分娩过程中潜伏期延长,第二产程时产妇疲惫,宫缩乏力,予缩宫素 2.5U 加 0.9% 生理盐水 500ml 静脉滴注加强宫缩。后因胎儿宫内窘迫行会阴侧切,产钳助产娩出一男婴,体重 3950g,胎盘胎膜自然娩出,完整。胎盘娩出后子宫收缩欠佳,查见阴道右侧壁有一 4cm×6cm 血肿,予切开缝合。产时出血约 400ml。出产房后 1 小时产妇出现阴道流血增多,色红,挤压宫腔排出凝血块约 300g,子宫软,轮廓不清,产妇诉心慌、口渴、眩晕。

请思考:

(1)导致该产妇发生上述表现的原因是什么?

(2)如何预防产后出血的发生?

(3)该产妇的主要护理诊断有哪些?

(4)针对该产妇,应立即采取哪些护理措施?

4. 某产妇,36 岁,因 G₄P₁,孕 36+1 周,重度子痫前期入院。入院后给予解痉、降压等治疗,血压波动在(170~155)/(120~110)mmHg,感头昏,无心慌、恶心。入院治疗 3 日后胎心率基线 110 次 / 分,无反应型。立即在硬膜外麻醉下行剖宫产术,破膜后见羊水Ⅱ度污染,量约 1200ml,娩出一男活婴。胎儿娩出后约 2 分钟,病人出现呛咳、抽搐、颜面青紫,血压下降为 70/40mmHg,心率 40 次 / 分,子宫切口边缘广泛渗血,色暗红,不凝。考虑羊水栓塞。

请思考:

(1)该产妇出现羊水栓塞的高危因素有哪些?

(2)若要进一步明确诊断,应做哪些辅助检查?

(3)该产妇的主要护理诊断是什么?

(4)针对该产妇应采取哪些护理措施?

5. 某产妇,30 岁,因 G₆P₁,孕 37⁺² 周,LOA 临产,瘢痕子宫入院。诉规律性下腹疼痛 2 小时,3 年前剖宫产 1 次。入院时胎心正常,宫高 35cm,腹围 97cm,入院常规测血压时产妇突然大叫,诉腹部瞬间撕裂样剧痛,后缓解,立即测胎心为 100 次 / 分,血压 130/60mmHg。2 分钟后产妇再诉下腹疼痛,拒按,口唇发绀,呼吸急速,胎心、血压进行性下降,考虑子宫破裂。

请思考:

(1)该产妇是完全性子宫破裂还是不完全性子宫破裂? 为什么?

(2)该产妇的主要护理诊断有哪些?

(3)针对该产妇,应配合医生采取哪些护理措施?

参 考 答 案

一、名词解释

1. 产后出血:指胎儿娩出后 24 小时内阴道分娩者出血量超过 500ml,剖宫产者超过 1000ml。

2. 晚期产后出血:部分产妇分娩 24 小时后,于产褥期内发生子宫大量出血,称为晚期产后出血。

3. 不完全性子宫破裂：子宫浆膜层完整,肌层部分或全层破裂,宫腔与腹腔不相通,胎儿及其附属物位于宫腔内,称不完全性子宫破裂。

4. 病理性缩复环：因胎先露部下降受阻,子宫收缩过强,强有力的宫缩使子宫下段肌肉拉长变薄,而子宫体部肌肉增厚变短,两者间形成明显的环状凹陷,此凹陷逐渐上升达脐部或脐部以上,压痛明显,称为病理性缩复环。

5. 羊水栓塞：是指在分娩过程中羊水突然进入母体血液循环引起的急性肺栓塞、过敏性休克、弥散性血管内凝血(DIC)、肾衰竭等一系列极严重症状的综合征。

二、选择题

(一) A1 型题

1. D   2. B   3. B   4. E   5. A   6. E   7. E   8. A   9. A   10. E

(二) A2 型题

1. C   2. C   3. D   4. C   5. E   6. D

(三) A3 型题

1. D   2. D   3. B   4. D   5. C   6. E   7. D

(四) A4 型题

1. B   2. E   3. C

三、简答题

1. 产后出血量的评估方法包括称重法、容积法、面积法、休克指数法和血红蛋白水平测定等。

2. 子宫收缩乏力所致出血的处理措施包括：子宫按摩、应用宫缩剂、宫腔纱条填塞、结扎盆腔血管、髂内动脉或子宫动脉栓塞,经积极抢救无效,危及产妇生命时,需行子宫次全切除或子宫全切除术。

3. 子宫破裂的病因：瘢痕子宫、梗阻性难产、子宫收缩药物使用不当、产科手术创伤。先兆子宫破裂的主要临床表现：子宫病理性缩复环、子宫压痛、胎心率改变及血尿。

4. 羊水栓塞的处理原则：一旦怀疑或确诊羊水栓塞,应立即抢救。主要原则是抗过敏、纠正呼吸循环功能衰竭、改善低氧血症、抗休克、防止 DIC 和肾功能衰竭。

四、病例分析

1.(1)产妇可能的临床诊断：完全性子宫破裂。

(2)护理措施：①及时了解产妇及其家属的心理反应,尽快稳定产妇及家属的情绪,解释治疗计划;②迅速建立静脉通路,抢救休克并准备剖宫取胎术,以尽快止血;③严密观察产妇生命体征、液体出入量,急查血常规,评估失血量等;④术后给予大剂量抗生素预防/控制感染;⑤术后加强心理护理,指导产妇退奶。

2.(1)该产妇产后出血的原因为产程延长、产妇体力过度消耗导致子宫收缩乏力。

(2)可能的护理诊断/问题：①组织灌注量改变　与子宫大量出血有关;②有感染的可能　与失血后抵抗力降低有关;③恐惧　与担心妊娠结局有关;④潜在并发症：出血性休克。

(3)护理措施：①向产妇及家属解释病情和抢救情况,消除紧张情绪,使其与医护人员积极配合;②立即进行急救护理,让产妇平卧,给予吸氧,注意保暖;建立静脉通路,尽快输血、输液补充血容量,遵医嘱应用宫缩剂、升压药物等;③严密观察病人的意识、生命体征及尿量;④观察子宫收缩情况,按摩子宫并注意有无阴道大量出血,及时排空膀胱,必要时给予导尿;⑤用缩宫素 10U 加入 5% 葡萄糖液 500ml 中静脉滴注;⑥遵医嘱给予抗生素防止感染。如上述措施失败,可考虑宫腔内填塞纱布等。

3.(1)原因：子宫收缩乏力。

(2)产后出血的预防

1)分娩期：严密观察及正确处理产程。①第一产程：密切观察产程进展;合理使用子宫收缩药物,防止产程延长;注意水和营养的补充,防止产妇疲劳;消除产妇紧张情绪,必要时给予镇静剂以保证良好的休息。②第二产程:对于有高危因素的产妇,予建立静脉通道;正确掌握会阴切开指征并熟练助产;指导产妇正确使用腹压,避免胎儿娩出过急过快;阴道检查及手术助产时动作轻柔、规范。③第三产程:胎肩娩出后立即肌注或静脉滴注缩宫素,以加强子宫收缩,减少出血;正确处理胎盘娩出,仔细检查胎盘、胎膜是否完整,检查软产道有无裂伤及血肿。

2)产褥期:产后 2 小时应留在产房,严密观察产妇的子宫收缩、阴道出血及会阴伤口情况,定时测量生命体征,发现异常及时处理;督促产妇及时排空膀胱;若无特殊情况,尽早实施母乳喂养;对可能发生产后出血的高危产妇,保持静脉通道,充分做好输血和急救的准备。

(3)主要护理诊断:①恐惧　与大量失血担心自身安危有关。②潜在并发症:出血性休克。③有感染的危险　与失血后抵抗力降低及手术操作有关。

(4)护理措施:①及时了解产妇及其家属的心理反应,尽快稳定产妇及家属的情绪,解释治疗计划;②迅速建立静脉通道,纠正低血压;③吸氧、保暖;④严密观察产妇的生命体征、意识状态、子宫收缩情况、阴道流血情况等,及时发现早期休克;⑤抢救过程中,注意无菌操作,按医嘱给予抗生素预防感染。

4.(1)该产妇出现羊水栓塞的高危因素:高龄初产妇、羊水过多、剖宫产术、子宫切口处有开放的静脉或血窦。

(2)为进一步明确诊断,应做的辅助检查包括:①实验室检查:采集下腔静脉血查找羊水有形物质;DIC 各项血液检查;②床旁胸部 X 线摄片;③床旁心电图或心脏彩色多普勒超声检查。

(3)主要护理诊断:①气体交换受损　与肺动脉高压致肺血管阻力增加及肺水肿有关;②组织灌注不足　与弥散性血管内凝血及失血有关;③恐惧　与病情危重、濒死感有关;④潜在并发症:休克、肾衰竭、DIC。

(4)护理措施:①改善低氧血症:立即面罩给氧,必要时行气管插管或气管切开正压给氧;按医嘱使用阿托品、罂粟碱、氨茶碱等药物缓解肺动脉高压、改善肺血流灌注;②抗过敏:遵医嘱使用氢化可的松或地塞米松;③抗休克:按医嘱使用低分子右旋糖酐扩容,多巴胺或间羟胺升压,毛花苷丙纠正心衰,5% 碳酸氢钠纠正酸中毒等;④防治 DIC:按医嘱使用肝素钠;及时输新鲜全血或血浆、纤维蛋白原等;⑤预防肾功能衰竭:补足血容量仍少尿者,按医嘱给予 20% 甘露醇或呋塞米等利尿剂;⑥预防感染:严格无菌操作,按医嘱使用广谱抗生素预防感染;⑦为产妇及家属提供积极的心理支持。

5.(1)考虑为完全性子宫破裂。其临床表现符合完全性子宫破裂的表现,术中可确诊。

(2)主要护理诊断:①疼痛　与强直性子宫收缩、病理性缩复环或子宫破裂血液刺激腹膜有关;②组织灌注量不足　与子宫破裂后大量出血有关;③有感染的危险　与大量出血、剖宫产手术等有关;④预感性悲哀　与切除子宫及胎儿死亡有关。

(3)护理措施:①遵医嘱迅速给予输液、输血、吸氧;②快速做好术前准备;③严密观察并记录生命体征、出入量;④提供积极的心理支持,安抚产妇及家属的紧张、恐惧情绪;⑤术中、术后按医嘱应用抗生素预防感染;⑥对胎儿死亡者,做好回奶指导及心理护理。

(周明芳)

第十三章
产褥期疾病妇女的护理

练 习 题

一、名词解释

1. 产褥感染
2. 产褥病率
3. 产后抑郁症

二、选择题

（一）A1 型题

1. 关于产褥病率最常见的原因,下列正确的是
    A. 上呼吸道感染   B. 泌尿系感染   C. 血栓静脉炎
    D. 急性乳腺炎   E. 产褥感染

2. 关于外源性产褥感染的主要致病菌,下列正确的是
    A. 杆菌   B. 链球菌   C. 厌氧菌
    D. 葡萄球菌   E. 支原体与衣原体

3. 关于产褥感染中最常见类型,下列正确的是
    A. 急性盆腔结缔组织炎、急性输卵管炎
    B. 急性盆腔腹膜炎及弥漫性腹膜炎
    C. 急性外阴、阴道、宫颈炎
    D. 血栓性静脉炎
    E. 子宫感染(急性子宫内膜炎和子宫肌炎)

4. 血清 C- 反应蛋白有助于早期产褥感染的诊断,关于其判断标准下列正确的是
    A. >6mg/L   B. >8mg/L   C. >10mg/L
    D. >12mg/L   E. >14mg/L

5. 关于产褥感染病人应采取的体位,下列正确的是
    A. 膀胱结石位   B. 俯卧位   C. 半卧位
    D. 仰卧位   E. 平卧位

6. 目前筛查产后抑郁症最常用的量表是
    A. 爱丁堡产后抑郁量表   B. 产后抑郁筛查量表
    C. 住院病人抑郁量表   D. 抑郁自评量表
    E. 焦虑自评量表

7. 用爱丁堡产后抑郁量表筛查产后抑郁症的最佳时间是

A. 产后 2 周内   B. 产后 2~6 周   C. 产后 4~8 周

D. 产后 6~10 周   E. 产后 8~12 周

8. 关于产后抑郁筛查量表筛查产后抑郁症的临界值,下列正确的是

    A. 总分≥40 分   B. 总分≥50 分   C. 总分≥60 分

    D. 总分≥70 分   E. 总分≥80 分

9. 关于爱丁堡产后抑郁量表筛查产后抑郁症的临界值,下列正确的是

    A. ≥9 分   B. ≥11 分   C. ≥13 分

    D. ≥15 分   E. ≥17 分

10. 关于产褥感染的原因,下列**错误**的是

    A. 缩宫素的使用   B. 产道本身存在细菌

    C. 妊娠末期性交、盆浴   D. 产程延长及手术助产

    E. 医务人员的手及各种手术器械的接触

11. 属于产褥感染的产褥期疾病是

    A. 急性膀胱炎   B. 腹泻   C. 急性子宫内膜炎

    D. 上呼吸道感染   E. 急性乳腺炎

12. 关于产褥感染的护理措施,下列**错误**的是

    A. 防止交叉感染,进行床边隔离   B. 产妇平卧,臀部抬高

    C. 超过 38℃应停止哺乳   D. 保证营养摄入

    E. 保持外阴清洁

13. 关于产褥感染的处理原则,下列**错误**的是

    A. 半卧位以利引流   B. 纠正全身一般情况

    C. 选用有效的抗生素   D. 禁用宫缩剂,避免感染扩散

    E. 胎盘残留者,应控制感染后清宫

14. 关于产后抑郁症的描述,下列**错误**的是

    A. 孕期发生不良生活事件越多,患病的可能性越大

    B. 可表现出自责、自罪、自我伤害的行为

    C. 有家族抑郁症病史的产妇,发病风险高

    D. 产后抑郁症可由多方面因素造成

    E. 是一组精神病性的抑郁综合征

15. 导致产后抑郁症的因素,下列**错误**的是

    A. 内分泌因素   B. 心理因素   C. 免疫因素

    D. 分娩因素   E. 遗传因素

（二）A2 型题

1. 产妇刘某,自然分娩后第 3 天,出现下腹痛,恶露量多且有恶臭。查体体温 38.8℃,宫底平脐,宫旁压痛,白细胞 15.8×10^9/L,中性粒细胞 80%,诊断为产褥感染。关于其临床类型,下列正确的是

    A. 急性子宫内膜炎及子宫肌炎   B. 急性盆腔腹膜炎

    C. 急性输卵管炎   D. 急性宫颈炎

    E. 败血症

2. 王女士,3 周前自然分娩一女婴。1 周前家人发现其心情压抑、焦虑、易怒,不愿见人,爱丁堡产后抑郁量表总分 14 分。关于对其采取的最重要的护理措施,下列正确的是

    A. 心理治疗   B. 盐酸舍曲林   C. 盐酸帕罗西汀

    D. 防止暴力行为发生   E. 促进其适应母亲角色

3. 女,29 岁,孕 40 周,自然分娩后 2 周,产妇出现下肢肿胀、疼痛、皮肤紧张发白。以下最可能的诊断是
    A. 急性子宫内膜炎及子宫肌炎　　　　　　B. 急性盆腔结缔组织炎
    C. 下肢血栓性静脉炎　　　　　　　　　　D. 急性子宫内膜炎
    E. 急性输卵管炎

4. 产妇于产后 1~2 周寒战、高热、下腹痛并放射到腹股沟,下腹软,有深压痛。最可能的诊断是
    A. 子宫肌炎　　　　　　　　　　　　　　B. 盆腔腹膜炎
    C. 轻型子宫内膜炎　　　　　　　　　　　D. 盆腔栓塞性静脉炎
    E. 急性盆腔结缔组织炎

5. 某初产妇,足月妊娠,破膜 12 小时临产,因持续性枕横位,胎头吸引术助产,产后出血不多,产后第 5 日体温为 37.5~38.5℃,两乳稍胀,但无肿块,宫底脐下 2cm,轻压痛,血性恶露,量多有臭味,会阴切开伤口已愈合。关于其诊断,下列正确的是
    A. 会阴侧切伤口感染　　　　　　　　　　B. 急性子宫内膜炎
    C. 早期乳腺炎　　　　　　　　　　　　　D. 扁桃体炎
    E. 阴道炎

6. 25 岁初产妇,产后 4 日出现下腹痛、低热,恶露量多、臭味明显,子宫平脐。关于其临床诊断,下列正确的是
    A. 急性盆腔结缔组织炎　　　　　　　　　B. 急性子宫肌炎
    C. 急性输卵管炎　　　　　　　　　　　　D. 盆腔腹膜炎
    E. 阴道炎

7. 27 岁初产妇,半月前经阴道自然分娩一男婴,产后出血量约 700ml,未输血。至今恶露量多,有臭味。查体:宫底在耻骨联合上 2cm,有压痛。妇科检查:子宫左侧触及 6cm×7cm×5cm 有压痛肿块。关于对其采取的紧急处理方法,下列**错误**的是
    A. 取宫腔分泌物作细菌培养　　　　　　　B. 查白细胞总数及分类
    C. 静脉滴注广谱抗生素　　　　　　　　　D. B 型超声检查
    E. 行剖腹探查

（三）A3 型题

（1~3 题共用病例）

某产妇,产后 4 天,体温 38℃,双乳稍胀,无明显压痛,子宫脐下 2 指,轻压痛,恶露多而混浊,有臭味,余无异常发现。
1. 该病人最可能的诊断是
    A. 急性盆腔结缔组织炎　　　　　　　　　B. 慢性盆腔炎
    C. 产后宫缩痛　　　　　　　　　　　　　D. 子宫内膜炎
    E. 乳房炎
2. 对该产妇首选的治疗方法是
    A. 切开引流　　　　　B. 肝素治疗　　　　　C. 抗生素治疗
    D. 手术治疗　　　　　E. 清宫
3. 该病人应采取的隔离方式是
    A. 保护　　　B. 床边　　　C. 严密　　　D. 呼吸道　　　E. 消化道

三、简答题
1. 简述产褥感染与产褥病率的区别。
2. 简述产褥感染的临床类型。

3. 简述产后抑郁症病人的护理措施。

四、病例分析

1. 某产妇,35 岁,G_2P_1,39 周妊娠。胎膜早破入院。有妊娠晚期性生活史。分娩过程中出现潜伏期延长。会阴 II 度裂伤常规修补缝合。分娩后 3 日,出现下腹痛,恶露血性,量增多有臭味。查体:体温 39℃,脉搏 95 次 / 分,宫底平脐,宫旁压痛,血红蛋白 90g/L,白细胞 15.8×10^9/L,中性粒细胞 80%,C-反应蛋白 15mg/L。

请思考:

(1)该产妇出现了什么问题?可能原因是什么?

(2)对该产妇的护理评估内容是什么?

2. 王女士,1 周前阴道助娩一女婴。分娩过程中出血较多。4 日后出现乳房胀痛,测体温 37.9℃,母乳喂养后 1 日体温降到正常。现感觉发热和下腹部疼痛。查体:体温 39.5℃,痛苦病容,腹部拒按,子宫底在脐耻之间,压痛,右侧附件区明显压痛,且触及一边界不清的囊性肿物,大约 5cm × 6cm × 4cm。血常规:血红蛋白 110g/L,白细胞 15×10^9/L。

请思考:

(1)王女士出现发热的可能原因是什么?

(2)如何为王女士提供护理和健康教育?

参 考 答 案

一、名词解释

1. 产褥感染:指分娩时及产褥期生殖道受病原体侵袭引起局部和全身的炎性变化。

2. 产褥病率:指分娩 24 小时以后的 10 日内,每日用口表测量体温 4 次,每次间隔 4 小时,其中有 2 次达到或超过 38℃。

3. 产后抑郁症:产妇在产褥期出现抑郁症状,是产褥期非精神病性精神综合征中最常见的一种类型。

二、选择题

（一）A1 型题

1. E   2. B   3. E   4. B   5. C   6. A   7. B   8. C   9. C   10. A

11. C   12. C   13. D   14. E   15. C

（二）A2 型题

1. A   2. A   3. C   4. D   5. B   6. B   7. E

（三）A3 型题

1. D   2. C   3. B

三、简答题

1. 产褥感染是指分娩时及产褥期生殖道受病原体侵袭,引起局部或全身的感染。产褥病率是指分娩 24 小时以后的 10 日内,每日用口表测体温 4 次,间隔时间 4 小时,有 2 次≥38℃。可见两者含义不同,产褥病率常由产褥感染引起,但也可由生殖道以外的泌尿系统感染、乳腺炎、上呼吸道感染等原因所致。

2. 产褥感染在临床上可表现为外阴伤口感染,急性阴道、宫颈炎,急性子宫内膜炎、子宫肌炎,急性盆腔结缔组织炎、急性输卵管炎,急性盆腔腹膜炎及弥漫性腹膜炎,血栓静脉炎及脓毒血症及败血症。

3. 产后抑郁症病人的护理措施:①一般护理:提供温暖、舒适的环境,合理安排饮食,保证足够的睡眠；②心理护理：鼓励产妇宣泄，抒发自身的感受，耐心倾听产妇诉说的心理问题，做好心理疏通工作；③协助并促进产妇适应母亲角色；④防止暴力行为发生；⑤治疗配合；⑥做好出院指导与预防。

四、病例分析

1.（1）该病人出现了子宫感染；可能原因：妊娠晚期性生活史、胎膜早破、分娩过程中产程延长及会阴裂伤等。

（2）对该产妇的护理评估内容包括：

1）健康史：产褥感染的诱发因素；本次妊娠有无妊娠合并症与并发症、分娩时是否有胎膜早破、产程延长、手术助产、软产道损伤、产前出血、产后出血史及产妇的个人卫生习惯等。

2）身心状况 评估产妇全身状况、子宫复旧及伤口愈合情况。检查宫底高度、子宫软硬度、有无压痛及其程度；观察会阴伤口有无疼痛、局部红肿、硬结及脓性分泌物；观察恶露量、颜色、性状、气味等。观察产妇的情绪与心理状态。

3）相关检查：检查白细胞、血沉加快及血清 C- 反应蛋白；做细菌培养和药物敏感试验，必要时做血培养和厌氧菌培养。

2.（1）王女士发热的原因可能是产褥感染，可能类型是子宫感染及急性盆腔结缔组织炎、急性输卵管炎。

（2）护理和健康教育

1）一般护理：保证最佳环境、加强营养、保证休息、取半卧位。

2）心理护理：解除产妇及家属的疑虑，增加治疗信心。

3）病情观察：体温、全身症状、恶露、子宫复旧情况及会阴伤口情况。

4）治疗配合：注意抗生素使用的间隔时间，维持血液中有效浓度。

5）健康教育与出院指导：加强孕期卫生，加强营养，增强体质。及时治疗外阴炎、阴道炎、宫颈炎症等慢性疾病。避免胎膜早破、滞产、产道损伤、产后出血等。必要时应用广谱抗生素预防感染。教会产妇自我观察，会阴部要保持清洁干净，及时更换会阴垫；治疗期间不要盆浴，可采用淋浴。指导病人采取半卧位或抬高床头，促进恶露引流，防止感染扩散。产褥期结束返院复查。

（王爱华）

第十四章
女性生殖系统炎症病人的护理

练 习 题

一、名词解释

1. 前庭大腺炎

2. 复发性外阴阴道假丝酵母菌病

3. 淋病

4. 盆腔炎性疾病

二、选择题

（一）A1 型题

1. 以下**不是**女性生殖器自然防御功能的是

    A. 两侧大阴唇自然合拢   B. 阴道 pH 在 3.8~4.4

    C. 子宫颈黏液栓的形成   D. 子宫内膜周期性剥脱

    E. 阴道内同时寄居需氧菌、厌氧菌

2. 关于滴虫性阴道炎**错误**的是

    A. 病原体为阴道毛滴虫   B. 性接触为主要传播方式

    C. 潜伏期为 4~28 天   D. 部分病人感染初期无症状

    E. 少数病人合并细菌性阴道病

3. 外阴尖锐湿疣的病原体是

    A. 支原体   B. 衣原体   C. 风疹病毒

    D. 疱疹病毒   E. 人乳头瘤病毒

4. 阴道分泌物呈灰白色，稀薄，均匀一致，有鱼腥臭味的疾病是

    A. 外阴阴道假丝酵母菌病   B. 细菌性阴道炎

    C. 滴虫性阴道炎   D. 宫颈糜烂

    E. 老年性阴道炎

5. 对于萎缩性阴道炎正确的描述是

    A. 口服尼尔雌醇有效   B. 阴道壁常有较深溃疡

    C. 常见于围绝经期妇女   D. 治疗上应用广谱抗生素

    E. 宜用碱性液体冲洗

6. 外阴阴道假丝酵母菌病的主要传染途径是

    A. 性交直接传染   B. 衣物间接传染   C. 内源性传染

    D. 体液传播   E. 母婴垂直传染

7. 以下**不是**阴道正常菌群的是
    A. 支原体　　　　　　　　B. 衣原体　　　　　　　　C. 乳杆菌
    D. 肠球菌　　　　　　　　E. 葡萄球菌

8. 在维持阴道生态平衡中起重要作用的细菌是
    A. 链球菌　　　　　　　　B. 乳杆菌　　　　　　　　C. 加德纳菌
    D. 大肠埃希菌　　　　　　E. 葡萄球菌

9. 经淋巴系统蔓延引起盆腔炎的病原体是
    A. 葡萄球菌　　　　　　　B. 淋病奈瑟菌　　　　　　C. 沙眼衣原体
    D. 大肠埃希菌　　　　　　E. 结核分枝杆菌

10. 阴道分泌物检测淋病奈瑟菌,其中诊断淋病的金标准方法是
    A. 核酸扩增方法
    B. 淋病奈瑟菌培养
    C. 分泌物涂片革兰染色
    D. 0.9% 氯化钠溶液湿片法
    E. 10% 氢氧化钾溶液湿片法

11. 女性盆腔炎性疾病多发生在
    A. 初潮前　　　　　　　　B. 绝经后　　　　　　　　C. 未婚者
    D. 老年期　　　　　　　　E. 性活跃期

12. 最常见的盆腔炎症是
    A. 子宫肌炎　　　　　　　　　　B. 子宫内膜炎
    C. 盆腔腹膜炎　　　　　　　　　D. 盆腔结缔组织炎
    E. 输卵管炎及输卵管卵巢炎

13. 目前治疗前庭大腺囊肿最常用有效的方法是
    A. 前庭大腺囊肿造口术　　　　　B. 前庭大腺囊肿剥出术
    C. 药物治疗　　　　　　　　　　D. 冷冻
    E. 注射酒精

14. 容易并发非特异性外阴炎的疾病是
    A. 肺炎　　　　　　　　　B. 高血压　　　　　　　　C. 糖尿病
    D. 心脏病　　　　　　　　E. 支气管炎

(二) A2 型题

1. 某女,30 岁,已婚,诊断为单纯性外阴阴道假丝酵母菌病,护士指导病人用药,正确的是
    A. 性伴侣需同时治疗
    B. 替硝唑 2g,单次口服
    C. 甲硝唑 400mg,每日两次,连服 7 日
    D. 咪康唑栓剂,每晚 1 粒(400mg),连用 3 日
    E. 2% 克林霉素软膏阴道涂布,每晚 1 次,连用 7 日

2. 某女,35 岁,因下肢骨折感染应用抗生素 12 天,出现外阴瘙痒、阴道分泌物增多,该病人最可能患的疾病是
    A. 滴虫性阴道炎　　　　　　　　B. 细菌性阴道炎
    C. 萎缩性阴道炎　　　　　　　　D. 非特异性外阴炎
    E. 外阴阴道假丝酵母菌病

3. 某妇女,28 岁,妊娠 16 周初次产前检查时被诊断患有梅毒。护士回答该病人关于梅毒的问题,

错误的是

    A. 最主要传播途径是性接触

    B. 可通过胎盘传给胎儿

    C. 首选青霉素治疗

    D. 妊娠早期治疗有可能避免胎儿感染

    E. 青霉素过敏者首选头孢菌素

4. 某女,38 岁,患盆腔炎性疾病,其对该疾病后遗症的认识**不正确**的是

    A. 可引起不孕、异位妊娠

    B. 常出现下腹部坠胀感

    C. 可导致盆腔炎性疾病反复发作

    D. 慢性盆腔痛的有效疗法是手术治疗

    E. 盆腔组织破坏、广泛粘连、增生及瘢痕形成

5. 某淋病初产妇,29 岁,足月顺产一活女婴,护士应为该女婴提供的护理措施是

    A. 严密的床边隔离   B. 不需进行任何干预

    C. 尽快使用 0.5% 红霉素眼膏   D. 消毒液浸泡消毒新生儿

    E. 阴道分泌物进行淋菌培养

6. 某女,29 岁,已婚。常规体检发现子宫颈糜烂样改变,接触性出血阴性,宫颈细胞学检查未发现异常,病人最佳的处理方案是

    A. 定期随访   B. 激光治疗   C. 微波治疗

    D. 抗生素治疗   E. 干扰素栓治疗

7. 某护士到社区做盆腔炎性疾病的预防健康教育,**不正确**的是

    A. 及时治疗下生殖道感染

    B. 治疗急性盆腔炎应及时、彻底

    C. 做好经期、孕期和产褥期的卫生

    D. 宫腔操作选择在月经干净后 15 天

    E. 注意性生活卫生,预防性传播疾病

（三）A3 型题

（1~3 题共用病例）

28 岁女病人,外阴瘙痒、阴道分泌物增多 1 周。妇科检查见阴道黏膜充血,阴道分泌物呈稀薄泡沫状。

1. 该病人最可能患的疾病是

    A. 滴虫阴道炎   B. 萎缩性阴道炎

    C. 细菌性阴道病   D. 阿米巴阴道炎

    E. 外阴阴道假丝酵母菌病

2. 为明确诊断,最简便的方法是行

    A. 血常规   B. 尿常规   C. 阴道细胞学检查

    D. 悬滴法查滴虫   E. 阴道分泌物培养

3. 此病人首选的治疗方案是

    A. 选用广谱抗生素   B. 性伴侣无需常规治疗

    C. 选用小苏打冲洗阴道   D. 局部用药较全身用药好

    E. 选用抗厌氧菌药物,如甲硝唑

（4~6 题共用病例）

某女，30 岁，阴道分泌物增多伴外阴瘙痒 6 天，妇科检查外阴及阴道黏膜无明显异常，阴道分泌物呈见灰白色、稀薄、均匀一致。

4. 该病人最可能患的疾病是

    A. 滴虫阴道炎   B. 子宫颈炎症

    C. 细菌性阴道病   D. 萎缩性阴道炎

    E. 外阴阴道假丝酵母菌病

5. 首选的辅助检查是

    A. 阴道分泌物查真菌   B. 阴道分泌物细菌培养

    C. 阴道脱落细胞学检查   D. 阴道分泌物查找线索细胞

    E. 阴道分泌物悬滴法查滴虫

6. 针对该病人的治疗，合理的是

    A. 甲硝唑 2g，单次口服

    B. 甲硝唑 400mg，每日 2 次，连服 7 天

    C. 性伴侣需要同时治疗

    D. 氟康唑 150mg 顿服

    E. 咪康唑栓剂，1 粒（200mg），连用 7 天

（7~8 题共用病例）

一名 24 岁病人，人工流产术后 5 天，高热 3 天，伴头痛，食欲减退入院。查体：体温 38.8℃，心率 100 次 / 分，血压 100/70mmHg，心肺无异常。妇科检查：阴道内大量脓性分泌物，宫颈充血，举痛明显，宫体略大，压痛明显，双附件区未及异常，白细胞总数 16×10^9/L，中性粒细胞比例 85%。

7. 此病人最可能的诊断是

    A. 急性败血症   B. 急性子宫内膜炎、子宫肌炎

    C. 急性子宫颈炎   D. 急性输卵管炎

    E. 急性盆腔腹膜炎

8. 对该病人的处理**错误**的是

    A. 支持疗法   B. 血培养 + 药物敏感试验

    C. 坐浴每天 1 次   D. 宫颈分泌物 + 药物敏感试验

    E. 避免不必要的妇科检查

（9~10 题共用病例）

某女，31 岁，妊娠 30 周发现外阴有散在的粉色小乳头状疣，诊断为妊娠合并尖锐湿疣。

9. 该病人最有效的治疗方法是

    A. 物理治疗

    B. 手术治疗

    C. 干扰素软膏涂抹

    D. 手术切除疣体，愈合后再局部药物治疗

    E. 80%~90% 三氯醋酸涂抹患处，每周 1 次

10. 该病人向护士咨询妊娠合并尖锐湿疣病人的分娩方式，**错误**的回答是

    A. 病灶巨大应行剖宫产术

    B. 妊娠合并尖锐湿疣不是剖宫产的指征

    C. 病灶广泛，经阴道分娩易引起大出血

    D. 病灶局限在外阴，切除病灶后经阴道分娩

E. 剖宫产能够预防婴幼儿呼吸道乳头状瘤的发生

（四）A4 型题

（1~3 题共用病例）

一名 35 岁妇女做常规妇科检查时可见宫颈充血、水肿、黏膜外翻,诊断为宫颈炎症。

1. 为排除早期宫颈癌,对病人首先采取的处理措施是
   - A. 微波治疗
   - B. 冷冻治疗
   - C. 心理护理
   - D. 宫颈刮片检查
   - E. 红外线凝结治疗

2. 对该病人拟行物理治疗,提醒该病人治疗时间为
   - A. 排卵期
   - B. 禁性交 1 个月后
   - C. 口服阿莫西林 1 周后
   - D. 月经干净后 3~7 天内
   - E. 每日清洗外阴 2 次,3 天后

3. 物理治疗术后护士为病人提供的护理措施是
   - A. 每日清洗外阴 2 次
   - B. 热水袋热敷腹部
   - C. 及时记录出入量
   - D. 指导病人仰卧位
   - E. 做好超声检查的准备

（4~6 题共用病例）

某女,24 岁,曾有多个性伴侣,与一男性发生性行为后 36 小时出现高热,可见宫颈口有脓液流出。

4. 该病人最可能感染了
   - A. 支原体
   - B. 衣原体
   - C. 厌氧菌
   - D. 立克次体
   - E. 淋病奈瑟菌

5. 首选的治疗药物是
   - A. 阿奇霉素
   - B. 喹诺酮类
   - C. 头孢菌素
   - D. 克林霉素
   - E. 第三代头孢菌素

6. 如该病人合并有衣原体感染,应加用
   - A. 四环素
   - B. 庆大霉素
   - C. 克林霉素
   - D. 阿奇霉素
   - E. 环丙沙星

三、简答题

1. 简述引起女性生殖系统炎症的病原体。
2. 简述女性生殖系统炎症的临床表现。
3. 简述性传播疾病的传播方式。

四、病例分析

1. 某女,32 岁,近 3 个月外阴部发现肿块,两天前出现疼痛,发热,体温 38℃,检查发现大阴唇后有一囊性肿物,直径约 5cm 大小,表面红、肿,触痛明显,有波动感。

请思考:

（1）该病人最可能患了什么疾病?

（2）该病人最恰当的处理措施是什么?

2. 某女,38 岁,已婚。阴道分泌物增多、外阴瘙痒 6 天就诊。查外阴黏膜充血并且有皲裂,阴道内分泌物呈白色豆渣样,擦除后露出红肿黏膜面。

请思考:

（1）对该病人明确诊断最有价值的辅助检查方法是什么?

（2）若阴道湿片法未发现真菌的芽胞及假菌丝,进一步应如何处理?

（3）该病人主要护理措施有哪些?

3. 某女,25岁,结婚半年。因停经2个月伴外阴痛、白带多、尿频、尿痛3天就诊。妇科检查外阴部充血,阴道内大量脓性白带有臭味,挤压尿道口有脓性物溢出,宫颈充血水肿,子宫妊娠2个月大小。

请思考:

（1）该病人最可能患了什么疾病?

（2）为明确诊断,首选的检查方法是什么?

（3）该病人主要的护理措施有哪些?

参 考 答 案

一、名词解释

1. 前庭大腺炎:病原体前侵入前庭大腺引起炎症,称为前庭大腺炎。

2. 复发性外阴阴道假丝酵母菌病:一年内有症状并经真菌学证实的外阴阴道假丝酵母菌病发作4次或以上,称为复发性外阴阴道假丝酵母菌病。

3. 淋病:是由淋病奈瑟菌引起的以泌尿生殖系统化脓性感染为主要表现的性传播疾病。

4. 盆腔炎性疾病:指女性上生殖道的一组感染性疾病,主要包括子宫内膜炎、输卵管炎、输卵管卵巢脓肿、盆腔腹膜炎。

二、选择题

（一）A1 型题

1. E　2. E　3. E　4. B　5. A　6. C　7. B　8. B　9. D　10. B

11. E　12. E　13. A　14. C

（二）A2 型题

1. D　2. E　3. E　4. D　5. C　6. A　7. D

（三）A3 型题

1. A　2. D　3. E　4. C　5. D　6. B　7. E　8. C　9. E　10. E

（四）A4 型题

1. D　2. D　3. A　4. E　5. E　6. D

三、简答题

1.（1）细菌。大多为化脓菌,如葡萄球菌、链球菌、大肠埃希菌、厌氧菌、变形杆菌、淋病奈瑟菌、结核杆菌等。

（2）原虫。以阴道毛滴虫最为多见,其次为阿米巴原虫。

（3）真菌。以假丝酵母菌为主。

（4）病毒。以疱疹病毒、人乳头瘤病毒为多见。

（5）螺旋体。多见苍白密螺旋体。

（6）衣原体。常见为沙眼衣原体,感染症状不明显,但常导致输卵管黏膜结构及功能的严重破坏,并引起盆腔广泛粘连。

（7）支原体。是正常阴道菌群的一种,在一定条件下可引起生殖道炎症,包括有人型支原体、生殖支原体以及解脲支原体。

2.（1）阴道分泌物异常:若生殖道出现炎症,特别是阴道炎和宫颈炎时,白带量显著增多,有臭味,且性状亦有改变,称为病理性白带。

（2）外阴不适:外阴受到异常阴道分泌物刺激,常出现瘙痒、灼热或疼痛。外阴瘙痒常为阵发性发作,也可为持续性,通常夜间加重。瘙痒程度因不同疾病和不同个体而有明显差异。因长期搔抓,外阴可见抓痕、血痂或继发毛囊炎;由于外阴皮肤完整性受损,病人常感到局部灼热或疼痛。

(3)下腹不适:病人下腹不适的临床表现依据炎症侵及的部位、范围及程度不同而不同。常表现为下腹痛,通常分为急性下腹痛与慢性下腹痛两种。急性下腹痛,起病急剧,疼痛剧烈,常伴有恶心、呕吐、出汗及发热等症状,盆腔炎性疾病、子宫内膜炎或输卵管卵巢脓肿病人常有急性下腹痛伴发热;慢性下腹痛,起病缓慢,多为隐痛或钝痛,病程长,慢性输卵管炎常有非周期性慢性下腹痛,盆腔炎性疾病常有月经期慢性下腹痛。

(4)不孕:阴道及宫颈管炎症不利于精子穿过;输卵管炎症狭窄或子宫内膜炎症,妨碍受精卵到达宫腔并顺利着床。

3. 性传播疾病的传播方式包括以下 6 种:①性行为传播:性交是 STD 主要传播方式;②间接接触传播:接触污染的衣物、共用浴具等;③医源性传播:使用污染的医疗器械,可使 STD 交叉感染;④职业性传播:由于防护措施不严,医务人员或防疫人员工作时被污染的器械误伤而感染;⑤母儿传播:妊娠时可通过垂直传播(母婴传播)使胎儿感染;或分娩经产道传播,还可通过母乳传播,感染新生儿;⑥其他媒介:食用污染的食物、昆虫叮咬等可也导致 STD 的传播。

四、病例分析

1.(1)前庭大腺脓肿。

(2)切开引流术并用抗生素控制感染。

2.(1)阴道分泌物湿片法检查真菌芽生孢子及假菌丝。

(2)阴道分泌物真菌培养。

(3)该病人的主要护理措施有:①健康指导。与病人讨论发病的因素及治疗原则,积极配合治疗方案;培养健康的卫生习惯,保持局部清洁;避免交叉感染。勤换内裤,用过的内裤、盆及毛巾均用开水烫洗。②用药护理。向病人说明用药的目的与方法,取得配合,按医嘱完成正规疗程。指导病人正确用药。需要阴道用药的病人应洗手后戴手套,用示指将药沿阴道后壁推进达阴道深部,为保证药物局部作用时间,宜在晚上睡前放置。为提高用药效果,可用 2%~4% 碳酸氢钠液坐浴或阴道冲洗后用药。③性伴侣治疗。对有症状男性应进行假丝酵母菌检查及治疗,预防女性重复感染。④若症状持续存在或诊断后 2 个月内复发者,需再次复诊。

3.(1)妊娠并淋菌性外阴阴道炎并淋菌性尿道炎。

(2)宫颈管内分泌物涂片行革兰染色镜检及淋菌培养。

(3)该病人主要的护理措施是:①嘱病人卧床休息,做好严密的床边隔离。将病人接触过的生活用品进行严格的消毒灭菌,污染的手需经消毒液浸泡消毒,防止交叉感染等。②指导病人按医嘱及时、足量、规范化用药。③治疗期间严禁性交。因为淋病病人有同时感染滴虫和梅毒的可能,所以同时监测阴道滴虫、梅毒血清反应。④产妇娩出的新生儿,应尽快使用 0.5% 红霉素眼膏,预防淋菌性眼炎。若无红霉素眼膏,建议预防用头孢曲松钠 25~50mg/kg(总剂量不超过 125mg),单次肌内注射或静脉注射,预防新生儿淋病。⑤指导病人随访,无并发症淋病治疗后无需随访,治疗后症状持续存在者,应行淋病奈瑟菌培养及药物敏感性试验。病人于治疗结束后 2 周内,在无性接触史情况下符合下列标准为治愈:临床症状和体征全部消失;治疗结束后 4~7 日取宫颈管分泌物作涂片及细菌培养,连续 3 次均为阴性,方能确定治愈。⑥尊重病人,给予其关心、安慰,解除病人求医的顾虑。向病人强调急性期及时、彻底治疗的重要性和必要性,解释抗生素治疗的作用和效果,以防疾病转为慢性,帮助病人树立治愈的信心。

(高玲玲)

第十五章
女性生殖内分泌疾病病人的护理

练 习 题

一、名词解释

1. 异常子宫出血
2. 原发性闭经
3. 继发性闭经
4. 痛经
5. 经前期综合征
6. 绝经综合征
7. 激素补充治疗

二、选择题

（一）A1 型题

1. 无排卵性异常子宫出血常见于

    A. 育龄期妇女   B. 流产后女性   C. 分娩后产妇

    D. 不孕症病人   E. 青春期女性

2. 关于无排卵性异常子宫出血病人主要的治疗方法，下列正确的是

    A. 随访观察   B. 加强营养   C. 腹腔镜手术

    D. 性激素治疗   E. 诊断性刮宫

3. 关于绝经过渡期无排卵性异常子宫出血的治疗原则，下列**错误**的是

    A. 止血   B. 促排卵

    C. 调整周期   D. 减少经量

    E. 防止子宫内膜癌变

4. 为确诊子宫内膜不规则脱落，行诊刮术的时间宜在

    A. 月经来潮前   B. 月经第 1~2 天

    C. 月经第 5~6 天   D. 月经周期中间

    E. 月经来潮后 6 小时内

5. 黄体功能不足的病人经前 1 天诊刮，子宫内膜会呈现的变化是

    A. 增生期子宫内膜   B. 分泌期子宫内膜

    C. 子宫内膜增生过长   D. 萎缩型子宫内膜

    E. 子宫内膜呈现分泌不足

6. 原发性闭经是指

A. 年龄超过 10 岁，第二性征尚未发育，且无月经来潮者

B. 年龄超过 12 岁，第二性征尚未发育，且无月经来潮者

C. 年龄超过 12 岁，第二性征已发育，且无月经来潮者

D. 年龄超过 14 岁，第二性征尚未发育，且无月经来潮者

E. 年龄超过 14 岁，第二性征已发育，且无月经来潮者

7. 出现闭经属于病理性闭经的时期是

    A. 青春期前   B. 生育期   C. 妊娠期

    D. 哺乳期   E. 绝经后期

8. 下列属于精神因素所致的闭经是

    A. 原发性闭经   B. 垂体性闭经   C. 卵巢性闭经

    D. 子宫性闭经   E. 下丘脑性闭经

9. 卵巢性闭经的病人，下列辅助检查正确的是

    A. $FSH\uparrow$ $E_2\uparrow$ B. $FSH\uparrow$ $E_2\downarrow$ C. $FSH\uparrow$ $LH\uparrow$

    D. $FSH\downarrow$ $LH\downarrow$ E. $T\uparrow$ $P\downarrow$

10. 关于原发性痛经，下列正确的是

    A. 常常需要药物治疗

    B. 常合并有子宫内膜异位症

    C. 不受精神、神经因素的影响

    D. 与子宫内膜前列腺素含量增高有关

    E. 常发生于无排卵性异常子宫出血的病人

11. 关于经前期综合征，下列正确的是

    A. 以药物治疗为主   B. 与月经周期没有关系

    C. 多见于绝经过渡期妇女   D. 月经来潮后症状不能缓解

    E. 月经来潮前 1~2 周开始出现

12. 关于绝经综合征，下列与雌激素水平下降**无关**的是

    A. 冠心病   B. 阴道干燥

    C. 潮热、出汗   D. 骨矿含量增加

    E. 焦虑不安、记忆力下降

（二）A2 型题

1. 赵女士，25 岁，结婚 2 年未避孕，未孕。病人平素月经周期 20 天，经期 4~5 天，该病人可能患有

    A. 高催乳素血症   B. 黄体萎缩不全

    C. 黄体功能不足   D. 子宫内膜不规则脱落

    E. 无排卵性异常子宫出血

2. 14 岁幼女，13 岁初潮后月经不规律至今，月经周期 45~90 天，经期 5~6 天。肛查：子宫发育正常，双侧附件未见异常。首选的辅助检查是

    A. 腹腔镜   B. 血常规

    C. 诊断性刮宫   D. 基础体温测定

    E. 盆腔 B 型超声检查

3. 张女士，28 岁，已婚，G_0P_0，因停经 4 个月就诊。既往月经不规律，$13\dfrac{4-5}{30-60}$，量中，无痛经。妇科检查：子宫、双附件正常。尿妊娠试验（-）。病人行孕激素试验后，有撤退性出血，下列正确的是

    A. 提示病变在下丘脑

B. 提示体内雌激素水平低落

C. 提示子宫内膜有缺陷或被破坏

D. 提示应进一步行雌孕激素序贯试验

E. 提示子宫内膜已受一定水平雌激素影响

4. 李女士,48岁,近1年月经不规律,且自感阵发性潮热、出汗,偶有心悸、眩晕。妇科检查:子宫略小,余无异常发现。病人应了解的有关下列知识是

    A. 绝经综合征   B. 黄体功能不全

    C. 黄体萎缩不全   D. 经前期综合征

    E. 无排卵性异常子宫出血

(三) A3 型题

(1~2 题共用病例)

16岁少女,无性生活史。14岁初潮后,月经一直不规律,周期20~60天,经期5~10天,量中,无痛经。本次月经来潮已20余天,量多,伴头晕、乏力。检查未发现有器质性病变。考虑诊断为无排卵性异常子宫出血。

1. 下列**不宜**考虑的护理措施是

    A. 纠正贫血   B. 注意观察阴道出血量

    C. 耐心解释病情和病因   D. 按医嘱给予性激素止血

    E. 做好刮宫止血的术前准备

2. 如应用大剂量雌激素止血,当出血量减少后,下列停用雌激素的方法正确的是

    A. 立即停用

    B. 每日减量1次,每次减量<原剂量1/3

    C. 每3日减量1次,每次减量<原剂量1/2

    D. 每3日减量1次,每次减量<原剂量1/3

    E. 量不变,连用20日

(四) A4 型题

(1~3 题共用病例)

孙女士,48岁,G_1P_1。半年前无明显诱因出现月经紊乱,周期30~50天,经期10~12天,量时多时少。妇科检查:子宫正常,双侧附件无异常。血常规:红细胞3.4×10^{12}/L,血红蛋白90g/L。

1. 引起该病人月经紊乱的主要原因是

    A. 黄体功能不全   B. 黄体萎缩不全

    C. 5-羟色胺分泌减少   D. 前列腺素分泌过多

    E. 绝经过渡期激素水平紊乱

2. 病人目前首选的治疗方式应是

    A. 口服雌激素   B. 口服孕激素   C. 诊断性刮宫

    D. 口服止血药物   E. 肌内注射雌激素

3. 对病人的护理,下列**错误**的是

    A. 及时止血   B. 补充营养   C. 预防感染

    D. 注意复诊   E. 促排卵治疗

三、简答题

1. 叙述无排卵性异常子宫出血的治疗原则。

2. 描述黄体功能不全和子宫内膜不规则脱落的临床表现以及子宫内膜的病理改变。

3. 说出使用性激素治疗排卵障碍性异常子宫出血时的注意事项。

4. 列举继发性闭经的原因。

5. 阐述原发性痛经的原因及临床表现。

6. 复述经前期综合征的临床表现。

7. 说出绝经综合征病人主要内分泌改变及临床表现。

8. 陈述激素补充治疗的禁忌证和适应证。

四、病例分析

1. 张女士，47岁，G_3P_2。因经期延长，经量增多半年就诊。病人平素月经规律，周期28~30日，经期4~5日，量中，无痛经。自6个月前开始，无明显诱因出现月经周期18~60日，经期延长为8~12日，经量多，伴全身乏力。体格检查：体温36.6℃，心率76次/分，呼吸18次/分，血压90/60mmHg。实验室检查：红细胞3.5×10^{12}/L，血红蛋白100g/L。妇科检查：外阴已婚已产型，阴道中有暗红色血液；子宫颈已产型，无举痛；子宫体大小如常，质中，活动，无压痛；两侧附件未见异常。

请思考：

（1）护士在接诊后，还需要收集病人哪些资料？

（2）病人目前主要的护理诊断是什么？

（3）病人的处理原则和治疗方法是什么？

（4）针对张女士的病情，护士要采取哪些主要的护理措施？

2. 女童，14岁，自12岁初潮后月经一直不规律，月经周期25~45日，经期7~15日，量中，无痛经，未进行任何治疗。病人此次行经已有20余日，经量时多时少，昨日经量突然增多，故到医院就诊。体格检查：体温36.5℃，脉搏78次/分，呼吸18次/分，血压100/80mmHg；盆腔检查：子宫前位，大小正常，活动度好，无压痛，附件未发现异常；实验室检查：血红蛋白3.5×10^{12}/L，血红蛋白105g/L。既往无特殊病史。

请思考：

（1）病人可能患有何种疾病？

（2）病人应如何治疗？

（3）病人目前主要的护理诊断有哪些？

（4）护士应如何对病人进行健康指导？

3. 刘同学，18岁，因近半年无月经来潮而就诊。月经史：$12\dfrac{5-7}{30-32}$，量中，无痛经。既往史：无特殊。半年前离开家乡，异地求学后，一直没有行经。体格检查和盆腔检查未见异常。

请思考：

（1）病人发生闭经的可能原因是什么？

（2）病人的治疗方法有哪些？

（3）护士要如何对病人进行健康教育？

4. 张女士，49岁，潮热、出汗加重半年。一年前无明显诱因出现月经周期延长为60~85日，继而出现颈部、颜面部发热，随后出汗的症状，每日3~5次，未经治疗。近半年来症状较前有所加重，每日可达20余次，今来就诊。月经史：$13\dfrac{4-6}{28-30}$，量中，无痛经。生育史：1-0-1-1，安全套避孕。既往无高血压、糖尿病等病史。妇科检查：外阴已婚已产型，宫颈有糜烂样改变，子宫前位，大小如常，质地软，活动度好，无压痛，双侧附件无异常。实验室检查：FSH：32U/L，E_2：15pg/ml。

请思考：

（1）病人可能患有何种疾病？

（2）发生该疾病的主要原因是什么？

（3）病人应如何治疗？

（4）护士在对病人做健康教育时要注意什么？

参 考 答 案

一、名词解释

1. 异常子宫出血：异常子宫出血是指与正常月经周期的频率、规律性、经期长度、经期出血量任何1项不符的，源自子宫腔的异常出血。

2. 原发性闭经：原发性闭经是指年龄超过14岁，第二性征未发育；或年龄超过16岁，第二性征已发育，月经还未来潮。

3. 继发性闭经：继发性闭经是指正常月经建立后，月经停止6个月，或按自身原有月经周期计算停止3个周期以上。

4. 痛经：痛经是指月经期出现的子宫痉挛性疼痛，可伴下腹坠痛、腰酸或合并头痛、乏力、头晕、恶心等其他不适，严重者可影响生活和工作质量。

5. 经前期综合征：经前期综合征是指月经前周期性发生的影响妇女日常生活和工作、涉及躯体、精神及行为的综合征。严重者影响学习、工作和生活质量，月经来潮后，症状自然消失。

6. 绝经综合征：绝经综合征是指妇女绝经前后出现性激素波动或减少所致的一系列躯体及精神心理症状。

7. 激素补充治疗：激素补充治疗是针对绝经相关健康问题而采取的一种医疗措施，可有效缓解绝经相关症状，并会对骨骼、心血管系统和神经系统产生长期的保护作用。

二、选择题

（一）A1 型题

1. E　　2. D　　3. B　　4. C　　5. E　　6. D　　7. B　　8. E　　9. B　　10. D

11. E　　12. D

（二）A2 型题

1. C　　2. D　　3. E　　4. A

（三）A3 型题

1. E　　2. D

（四）A4 型题

1. E　　2. C　　3. E

三、简答题

1. 无排卵性异常子宫出血的一线治疗是药物治疗。青春期以止血、调整周期为主，有生育要求需促排卵治疗；绝经过渡期以止血、调整周期、减少经量，防止子宫内膜病变为主。

2. （1）临床表现：①黄体功能不足：月经周期缩短，表现为月经频发（周期<21日）。有时月经周期虽在正常范围内，但卵泡期延长、黄体期缩短（<11日），以致病人不易受孕或在妊娠早期流产。②子宫内膜不规则脱落：月经周期正常，经期延长，可达9~10日，出血量可多可少。

（2）病理改变：①黄体功能不足：子宫内膜形态一般表现为分泌期内膜，腺体分泌不良，间质水肿不明显或腺体与间质发育不同步，或在内膜各个部位显示分泌反应不均。内膜活检显示分泌反应较实际周期日至少落后2日。②子宫内膜不规则脱落：常表现为混合型子宫内膜，即残留的分泌期内膜与出血坏死组织及新增生的内膜混合共存。

3. 应遵医嘱使用性激素，注意：①按时按量服用性激素，保持药物在血中的稳定浓度，不得随意停服和漏服；②药物减量必须按规定在血止后才能开始，每3天减量1次，每次减量不得超过原剂量的 1/3,直至维持量;③维持量服用时间,通常按停药后发生撤退性出血的时间,与病人上一次行经时间相应考虑;④指导病人在治疗期间如出现不规则阴道流血,应及时就诊。

4. 继发性闭经的原因包括:下丘脑性闭经、垂体性闭经、卵巢性闭经、子宫性闭经、其他内分泌功能异常,如甲状腺、肾上腺、胰腺等功能紊乱也可引起闭经。

5. 原发性痛经的发生主要与月经时子宫内膜前列腺素含量增高或失衡有关。临床表现:下腹部疼痛是主要症状。疼痛多自月经来潮后开始,最早出现在经前 12 小时,以行经第 1 日疼痛最剧烈。疼痛常呈痉挛性,通常位于下腹部耻骨上,可放射至腰骶部和大腿内侧,持续 2~3 日后缓解。可伴有恶心、呕吐、腹泻、头晕、乏力等症状,严重时面色发白、出冷汗。

6. 经前期综合征主要症状有:①躯体症状:头痛、背痛、乳房胀痛、腹部胀满、便秘、肢体水肿、体重增加、运动协调功能减退;②精神症状:易怒、焦虑、抑郁、情绪不稳定、疲乏以及饮食、睡眠、性欲改变,而易怒是其主要症状;③行为改变:注意力不集中、工作效率低、记忆力减退、神经质、易激动等。

7. 绝经前后最明显的变化是卵巢功能衰退,随后表现为下丘脑 - 垂体功能退化。临床表现包括:①近期症状:月经改变、心血管舒缩症状、自主神经失调症状、精神神经症状;②远期症状:泌尿及生殖道症状、骨质疏松、阿尔茨海默病、心血管病变、皮肤和毛发的变化等。

8.(1)适应证包括:①绝经相关症状:月经紊乱、潮热出汗、睡眠障碍、疲倦、情绪障碍如易激动、烦躁、焦虑、紧张、或情绪低落等;②泌尿生殖道萎缩相关问题:阴道干涩、疼痛、排尿困难、性交痛、反复发作的阴道炎、反复泌尿系统感染、夜尿多、尿频和尿急;③低骨量及骨质疏松症:有骨质疏松症的危险因素(如低骨量)及绝经后骨质疏松症。

(2)禁忌证:已知或可疑妊娠、原因不明的阴道流血、已知或可疑患有乳腺癌、已知或可疑患有性激素依赖性恶性肿瘤、最近 6 个月内患有活动性静脉或动脉血栓栓塞性疾病、严重肝肾功能障碍、血卟啉症、耳硬化症、脑膜瘤(禁用孕激素)。

四、病例分析

1.(1)护士还需收集病人以下资料:诊断性刮宫、尿妊娠试验或血 hCG 检查、血清性激素水平测定、宫颈黏液结晶检查、宫腔镜等。

(2)主要的护理诊断包括:①疲乏　与大量阴道出血所致贫血有关;②有感染的危险　与阴道出血,机体抵抗力下降有关。

(3)处理原则:绝经过渡期以止血、调整周期、减少经量,防止子宫内膜病变为主。治疗方法:首选诊断性刮宫。

(4)护理措施:①遵医嘱用药;②做好诊断性刮宫的术前准备;③观察出血情况:观察并记录病人的生命体征,嘱病人保留出血期间使用的会阴垫及内裤,以便更准确地估计出血量。出血量较多者,督促其卧床休息,避免过度疲劳和剧烈活动;④预防感染:做好会阴部护理,保持局部清洁;⑤补充营养:补充铁剂、蛋白质、维生素 C 等。

2.(1)病人患有无排卵性异常子宫出血。

(2)病人可单用孕激素治疗。该法适用于体内已有一定雌激素水平、血红蛋白 >80g/L、生命体征稳定的病人。常用药物包括地屈孕酮、17α- 羟孕酮衍生物(甲羟孕酮、甲地孕酮)、左炔诺孕酮和 19- 去甲基睾酮衍生物(炔诺酮)等。

(3)主要的护理诊断包括:①疲乏　与大量阴道出血所致贫血有关;②有感染的危险　与阴道出血,机体抵抗力下降有关。

(4)健康指导:①补充营养;②观察出血情况,维持正常血容量;③预防感染;④遵医嘱正确使用性激素;⑤加强心理护理。

3.(1)病人发生闭经的原因可能是因压力过大等精神应激引起的下丘脑性闭经。

(2)以性激素治疗为主,包括雌、孕激素人工周期疗法,如病人体内有一定内源性雌激素,可单用孕激素。

（3）应进行耐心的心理治疗,消除精神紧张和焦虑。嘱病人严格遵医嘱用药,不得擅自停服、漏服、不随意更改药量,并监测用药效果。

4.（1）病人可能患有绝经综合征。

（2）该病的主要原因是:卵巢功能衰退,雌激素水平低落引起。

（3）可采用激素补充治疗,具体用药方法为雌、孕激素联合法,该法适用于有完整子宫者,包括序贯用药和联合用药。两种用药方法又分周期性和连续性用药,前者每周期停用激素 5~7 日,有周期性出血,也称为预期计划性出血,适用于年龄较轻、绝经早期或愿意有月经样定期出血者;后者连续性用药,避免周期性出血,适用于年龄较大或不愿意有月经样出血的绝经后期妇女。

（4）健康教育包括:①调整生活状态:注意补充营养,多摄入钙剂、豆制品;鼓励加强体育锻炼,以增强体质。②如需激素补充治疗则应注意排除禁忌证,宜选择能达到治疗目的的最低有效剂量。至少每年进行 1 次个体化危险 / 受益评估,停止雌激素治疗时,逐步停药,防止症状复发。

（王艳红）

16 第十六章 妊娠滋养细胞疾病病人的护理

练 习 题

一、名词解释

1. 妊娠滋养细胞疾病

2. 葡萄胎

3. 妊娠滋养细胞肿瘤

二、选择题

（一）A1 型题

1. 侵蚀性葡萄胎与绒毛膜癌的主要鉴别点是

  A. 继发良性葡萄胎后的时间   B. 症状轻重

  C. 体内 HCG 浓度高低   D. 有无黄素囊肿

  E. 病理切片有无绒毛结构

2. 妊娠滋养细胞肿瘤最常见的转移病灶是

  A. 脑   B. 肾   C. 肺   D. 肝   E. 阴道

3. 滋养细胞肿瘤的主要转移途径是

  A. 种植转移   B. 淋巴转移   C. 血行转移

  D. 直接侵犯   E. 弥漫性播散

4. 滋养细胞肿瘤最常导致死亡的转移部位是

  A. 肺   B. 肝   C. 肾   D. 脑   E. 阴道

（二）A2 型题

1. 某女士,35 岁,曾流产 1 次,现有 1 女,葡萄胎排出后 11 周,今晨尿妊娠试验仍为阳性,护士应告知

  A. 试验有错误

  B. 正常现象,嘱其不要紧张

  C. 有可能恶变,建议进一步检查

  D. 葡萄胎复发

  E. 早孕

2. 某女士,28 岁,妊娠足月产有 1 女,因病切除子宫,病理检查,子宫肌壁内有水泡样组织,镜下见增生的滋养细胞,该病人最可能的诊断为

  A. 葡萄胎   B. 侵蚀性葡萄胎

  C. 子宫腺肌病   D. 子宫内膜异位症

E. 子宫内膜炎

3. 病人,23 岁,停经 56 天,近 1 周有不规则阴道流血,检查子宫底脐下二指,质软,HCG(+),B 超见密集雪片状亮点,最可能的诊断是

    A. 双胎   B. 羊水过多

    C. 葡萄胎   D. 妊娠合并子宫肌瘤

    E. 流产

4. 某妇,40 岁,近一年来,月经欠规律,进行性头痛 2 个月,突然偏瘫失语,抽搐,继之昏迷 3 小时;2 年前患过葡萄胎,查子宫稍大,附件无异常。为迅速确诊应行

    A. 脑积液测定   B. 脑血管造影   C. HCG 测定

    D. 诊断性刮宫   E. 宫腔镜检查

5. 某女性,38 岁,无子女,葡萄胎刮宫术后,护士为其进行健康教育,以下指导**错误**的是

    A. 高蛋白、高维生素、易消化饮食

    B. 保持外阴清洁

    C. 术后禁止性生活 1 个月

    D. 术后严格随访 1 年

    E. 保证充足的睡眠

6. 某女士,28 岁,未曾怀孕过,自述妊娠 3 个月恶心、呕吐 14 天,并逐日加重,通过检查确诊为葡萄胎,确诊后应选择的处理是

    A. 子宫切除术   B. 腹腔镜检查   C. 保肝治疗

    D. 刮宫术   E. 静脉补液

7. 某女,诊断为妊娠滋养细胞肿瘤,需进行化疗,护士告知其化疗前需要准确测量体重的原因是

    A. 精确计算输入量

    B. 精确计算药物剂量

    C. 精确计算病人饮食需要量

    D. 精确计算补液量

    E. 确定化疗的疗效

8. 病人 29 岁,葡萄胎清宫术后出院,健康教育及随访内容**不正确**的是

    A. 必须监测 HCG

    B. 观察有无咳嗽、咯血及阴道流血

    C. 做 X 线胸片检查

    D. 做妇科检查

    E. 宜用宫内节育器避孕

9. 病人,女,30 岁,因侵蚀性葡萄胎阴道转移破溃出血收入院,护士应该紧急采取的措施是

    A. 阴道填塞长纱条压迫止血

    B. 静脉滴注止血药

    C. 局部注射化疗药

    D. 进行全身化疗

    E. 立即输血

10. 某女士,25 岁,停经 2 个月,不规则阴道少量流血 5 天。检查:子宫如妊娠 3 个月,双侧附件有如拳头大小的囊性肿物。拟诊"葡萄胎"收入院,病人忧心忡忡不知所措,针对病人的心理状态,护理重点应该是

    A. 帮助病人取舒适体位

B. 协助病人进行相关检查

C. 介绍妊娠滋养细胞疾病的相关知识

D. 鼓励病人保持乐观的精神

E. 保持病室安静整洁

11. 48 岁农妇,因侵蚀性葡萄胎行子宫切除。见子宫肌壁间有水疱样物,镜下见滋养细胞增生活跃,下列处理正确的是

A. 继续随访观察   B. 放射治疗   C. 化学药物治疗

D. 消炎治疗   E. 免疫治疗

12. 病人,人工流产后 3 个月,阴道流血,尿妊娠试验阳性,胸部摄片见散在棉花团影,应诊断为

A. 葡萄胎   B. 侵蚀性葡萄胎   C. 绒毛膜癌

D. 吸宫不全   E. 早孕

13. 某女士,28 岁,1 年前自然流产 1 次。近 2 个月不规则阴道流血。妇科检查:子宫略饱满,两侧附件(−),尿 HCG 阳性。B 型超声检查提示:子宫后壁 1.5 cm 占位性病变。可能的疾病为

A. 先兆流产   B. 葡萄胎

C. 绒毛膜癌   D. 妊娠合并卵巢囊肿

E. 妊娠合并双侧附件炎

14. 某妇女,人工流产及上环后,阴道流血 1 个月以上,取环后仍阴道流血至今 3 个月未净,近 10 天来咳嗽,痰中带血丝,查子宫稍大,质软,右上肺摄片有 3 cm 直径球形阴影,HCG 231kIU/L,最可能的临床诊断是

A. 完全流产并肺结核   B. 侵蚀性葡萄胎并肺转移

C. 绒癌肺转移   D. 子宫内膜炎并肺部感染

E. 早孕并肺部感染

15. 某绒毛膜癌病人,在进行化学药物治疗的第二个周期出现口腔溃疡,以下错误的护理指导是

A. 应保持口腔清洁,用软毛刷刷牙

B. 避免刺激性食物

C. 口腔溃疡可喷丁卡因溶液以减轻疼痛

D. 嘱病人少做咽部活动,减少疼痛

E. 进食温凉的流食或软食,少食多餐

16. 张女士,50 岁。绒毛膜癌术后 3 个月,在化学治疗过程中,病人出现脱发及皮肤色素沉着,护士应

A. 立即报告医生处理   B. 向病人解释停药后会消失

C. 减少化学药物剂量   D. 减慢输液速度

E. 停止化学药物治疗

17. 王女士,49 岁,因绒毛膜癌肺转移行化学药物治疗,预防病人感染的护理,下列措施中不合适的是

A. 白细胞计数降至 1.0×10^9/L 以下,限制探视

B. 做好口腔护理

C. 注意室内环境,防止病人着凉

D. 保持皮肤清洁,防止压疮

E. 依病情增加测量体温的次数

18. 张女士,28 岁,被确诊为绒毛膜癌,受化疗过程中需要为其进行保护性隔离的白细胞计数为降至

A. $1.0 \times 10^9/L$ B. $2.0 \times 10^9/L$ C. $3.0 \times 10^9/L$

D. $4.0 \times 10^9/L$ E. $5.0 \times 10^9/L$

19. 某女士,32岁,因诊断为葡萄胎收入院。当天进行刮宫术,吸出多量水疱样组织。7天后行第2次刮宫术,术后尿hCG阴性,病人出院后护士应该告知其复查的时间是

     A. 1周后   B. 1个月后   C. 3个月后

     D. 6个月后   E. 1年后

20. 31岁女性,葡萄胎第2次刮宫术后两个月,阴道不规则流血持续存在,尿HCG(+)。B超检查发现子宫肌层呈蜂窝样改变,诊断为侵蚀性葡萄胎,病人询问疾病相关信息,护理人员作出的解释正确的是

     A. 葡萄胎刮宫术后1年以上发生恶变者为侵蚀性葡萄胎

     B. 可发生在流产、异位妊娠或葡萄胎后

     C. 葡萄胎刮宫术后8周,尿HCG仍为阳性者即可确诊为侵蚀性葡萄胎

     D. 转移灶见绒毛阴影,则应该诊断为绒毛膜癌

     E. 化学药物治疗有效

21. 王女士,进行动脉灌注化疗后,术后护士为其提供的护理措施**错误**的是

     A. 观察穿刺点有无渗血   B. 沙袋压迫穿刺部位4小时

     C. 穿刺肢体制动8小时   D. 卧床休息24小时

     E. 渗血者及时更换敷料

22. 张女士,在化疗第2个周期时,出现血管条索状红、肿、痛,护士选择对侧血管进行输液,护士保护血管采取措施应**除外**

     A. 从血管远端开始有计划穿刺

     B. 先注入少量生理盐水,确保针头在静脉内

     C. 发现外渗立即停止滴入并给予热敷

     D. 化疗结束前用生理盐水冲管

     E. 建议使用PICC给药

23. 王女士,32岁,葡萄胎清宫术后,护士应该指导其避孕方法,**不推荐**的是

     A. 宫内节育器   B. 口服避孕药   C. 针剂避孕药

     D. 避孕套   E. 皮下埋植法避孕

(三) A3型题

(1~3题共用病例)

某女,42岁,3个月前因葡萄胎行清宫术,随访HCG持续阳性。

1. 目前最可能的诊断是

     A. 宫外孕   B. 黄素囊肿   C. 宫内妊娠

     D. 葡萄胎   E. 侵蚀性葡萄胎

2. 目前鉴别诊断首选的辅助检查是

     A. 血HCG测定   B. 分段诊刮

     C. 组织学病检   D. 子宫输卵管碘油造影术

     E. B型超声波

3. 目前最恰当的处理措施是

     A. 联合化疗   B. 手术治疗   C. 预防性化疗

     D. 继续随访观察   E. 切除子宫

（4~5 题共用病例）

27 岁, 女性, 停经 3 个月, 阴道不规则流血 10 余天, 量时多时少, 无腹痛, 查体:轻度贫血貌, 宫底脐下一横指, 未触及胎体, 未闻及胎心。

4. 最可能的诊断是

 A. 双胎妊娠   B. 先兆流产   C. 葡萄胎

 D. 羊水过多   E. 前置胎盘

5. 如需鉴别诊断, 首选的辅助检查是

 A. 血 HCG   B. 组织学检查   C. B 型超声

 D. 分段诊刮   E. X 线检查

（四）A4 型题

（1~3 题共用病例）

33 岁, 女性, 葡萄胎第二次清宫术后 2 个月, 阴道不规则流血持续存在, 尿 HCG 阳性。

1. 为确诊首要的检查项目是

 A. 尿 HCG 定量检查 B. 盆腔检查   C. B 型超声

 D. X 线胸片   E. 诊断性刮宫

2. 如 B 超检查发现子宫肌呈蜂窝样改变应考虑为

 A. 侵蚀性葡萄胎   B. 绒癌

 C. 持续性葡萄胎   D. 胎盘部位滋养细胞肿瘤

 E. 子宫内膜癌

3. 若连续测定血 β-hCG 量, 呈下降曲线, 正确的处理是

 A. 继续随访至 3 个月   B. 需随访至 2 年

 C. 预防性化疗   D. X 线胸片

 E. 可视为治愈

三、简答题

1. 简述侵蚀性葡萄胎肺转移病人的护理要点。

2. 简述侵蚀性葡萄胎阴道转移病人的护理要点。

3. 简述葡萄胎病人清宫术后随访的主要内容。

四、病历分析

1. 刘女士, 23 岁, 停经 86 天, 近 1 周有不规则阴道出血。检查子宫底位于脐耻之间, 质软, HCG 阳性, 超声见密集雪片状亮点。

请思考:

（1）该病人最可能的临床诊断是什么?

（2）针对该疾病的主要治疗原则有哪些?

（3）简述护理要点。

2. 李女士, 28 岁, 葡萄胎清宫术后 6 个月, 现停经 2 个月, 阴道不规则流血 10 天, 咳嗽、痰中带有血丝 1 周, 经抗感染治疗不见好转。检查子宫增大、变软, 尿 β-HCG 阳性, B 超显示子宫腔未见胚囊, 肺部 X 线检查有棉球状阴影。

请思考:

（1）该病人最可能的诊断是什么?

（2）诊断该病人主要治疗原则是什么?

（3）简述针对该病人的护理要点。

参 考 答 案

一、名词解释

1. 妊娠滋养细胞疾病:是一组来源于胎盘绒毛滋养细胞的疾病,根据组织学特征可分为葡萄胎、侵蚀性葡萄胎、绒毛膜癌、胎盘部位滋养细胞肿瘤及上皮样滋养细胞肿瘤。

2. 葡萄胎:妊娠后胎盘绒毛滋养细胞增生、间质水肿变性,形成大小不一水疱,水疱间借蒂相连成串形如葡萄,称为葡萄胎。

3. 妊娠滋养细胞肿瘤:是滋养细胞的恶性病变,组织学分类上包括侵蚀性葡萄胎、绒毛膜癌、胎盘部位滋养细胞肿瘤和上皮样滋养细胞肿瘤。

二、选择题

(一)A1 型题

1. E   2. C   3. C   4. D

(二)A2 型题

1. C   2. B   3. C   4. C   5. D   6. D   7. B   8. E   9. A   10. C

11. C   12. C   13. C   14. C   15. D   16. B   17. E   18. A   19. A   20. E

21. B   22. C   23. A

(三)A3 型题

1. E   2. C   3. A   4. C   5. C

(四)A4 型题

1. C   2. A   3. B

三、简答题

1. ①卧床休息,有呼吸困难者给予半卧位并吸氧;②按医嘱给予镇静剂及化疗药物;③大量咯血时应立即让病人取头低患侧卧位并保持呼吸道的通畅,轻击背部,排出积血。同时迅速通知医生,配合医生进行止血抗休克治疗。

2. ①禁止做不必要的检查和窥阴器检查,尽量卧床休息,密切观察阴道有无破溃出血;②配血备用,准备好各种抢救器械和物品;③若发生溃破大出血时,应立即通知医生并配合抢救。用长纱条填塞阴道压迫止血。保持外阴清洁,严密观察阴道出血情况及生命体征,同时观察有无感染及休克。填塞的纱条必须于 24~48 小时内取出,取出时必须做好输液、输血及抢救的准备。若出血未止可用无菌纱条重新填塞,记录取出和再填入纱条数量,给予输血、输液。按医嘱用抗生素预防感染。

3. 葡萄胎病人清宫术后随访内容包括:①血清 hCG 定量测定,葡萄胎清宫后,每周随访一次,直至连续 3 次正常,以后每个月一次共 6 个月,然后再 2 个月一次共 6 个月,自第一次阴性后共计 1 年;②询问病史,应注意月经是否规则,有无阴道异常流血,有无咳嗽、咯血及其他转移灶症状;③妇科检查,必要时作盆腔 B 超、胸部 X 线摄片或 CT 检查。

四、病例分析

1.(1)葡萄胎。

(2)清宫术。

(3)①观察出血情况,准确估计出血量,若有组织物排除及时送病理检查;观察生命体征的变化,及时做好输血、输液准备;出现病情变化及时报告医生;指导进高蛋白、高维生素、易消化饮食。②多与病人沟通,减轻病人焦虑,向其解答疾病相关知识。③预防感染,保持室内空气清新,保持外阴清洁,定时测量体温,必要时遵医嘱使用抗生素;若行预防性化疗应注意防止交叉感染。

2.(1)侵蚀性葡萄胎。

（2）化疗为主，手术为辅。

（3）鼓励病人进食，给予高蛋白、高维生素、低脂肪饮食，必要时应用镇静剂及静脉补液，定时测体重。并注意观察化疗的毒副反应，包括：①大便次数、性质及量；②血象变化，若白细胞降至 $3.0 \times 10^9/L$ 以下，以下应提醒医生考虑停药；若白细胞降至 $1.0 \times 10^9/L$ 以下，给予保护性隔离。③注意观察肝、肾、心、肺的功能变化，若有异常及时报告医生。④有皮肤色素沉着及脱发时，向病人解释停药后可逐渐恢复，若出现皮疹应积极治疗，防止剥脱性皮炎的发生。

（朱　秀）

第十七章
腹部手术病人的护理

练 习 题

一、名词解释

1. 鳞 - 柱交界
2. 转化区
3. 宫颈浸润癌
4. 肌瘤红色变性
5. 肌瘤玻璃样变
6. 库肯勃瘤
7. 卵巢巧克力囊肿
8. 子宫内膜异位症

二、选择题

（一）A1 型题

1. 子宫颈癌最主要的发病因素是
   A. 早婚、早育
   B. 多个性伴侣
   C. 宫颈慢性炎症
   D. 与高危男子性接触
   E. 高危型 HPV 的持续感染

2. 子宫颈癌典型的早期临床表现是
   A. 阴道分泌物增多
   B. 接触性阴道出血
   C. 下腹部肿块
   D. 经量增多、经期延长
   E. 持续性腰骶部或坐骨神经痛

3. 子宫颈癌的好发部位是
   A. 宫颈阴道部的鳞状上皮
   B. 宫颈管柱状上皮
   C. 移行带区
   D. 宫颈内口与宫颈管交界处
   E. 宫颈管与宫颈外口交界处

4. 与子宫颈癌及其癌前病变发病相关的高危型 HPV 中,最常见的两种类型是
   A. HPV16、18
   B. HPV31、33
   C. HPV35、39
   D. HPV51、52
   E. HPV56、58

5. 目前用于普查子宫颈癌最常用的方法是
   A. 碘试验
   B. 阴道镜检查
   C. 子宫颈活体组织检查
   D. 子宫颈刮片细胞学检查

E. 窥阴器盆腔检查

6. 确诊子宫颈癌的最主要依据是

    A. 子宫颈刮片细胞学检查   B. 双合诊和窥阴器检查

    C. 阴道镜检查   D. 子宫颈活体组织检查

    E. B 型超声检查

7. 根据国际妇产科联盟对子宫颈癌的分期标准:癌灶超越宫颈,但未达盆壁,癌累及阴道,但未达阴道下 1/3。属于子宫颈癌临床分期的

    A. ⅠA 期   B. ⅠB 期   C. Ⅱ期   D. Ⅲ期   E. Ⅳ期

8. 子宫颈癌常见的转移途径是

    A. 淋巴转移和直接蔓延   B. 血行转移和直接蔓延

    C. 直接蔓延和腹腔种植   D. 腹腔种植和淋巴转移

    E. 腹膜种植和血行转移

9. 有关宫颈癌的筛查,以下说法**错误**的是

    A. 通过筛查和对癌前病变及时有效的治疗可以预防大部分宫颈癌

    B. 年轻女性特别是青春期女孩不推荐 HPV 检测作为筛查方法

    C. 30~65 岁的妇女应进行宫颈癌及其癌前病变的筛查

    D. 宫颈细胞学检查是宫颈癌筛查的基本方法

    E. 宫颈细胞学检查联合 HPV 检测均为阴性,之后需每年筛查一次

10. 子宫内膜癌最典型的临床症状是

    A. 月经量过多   B. 绝经后阴道流血   C. 接触性出血

    D. 不规则阴道流血   E. 血性白带

11. Ⅰ型子宫内膜癌的癌前病变是

    A. 子宫内膜息肉   B. 萎缩型子宫内膜

    C. 增殖期子宫内膜   D. 子宫内膜异位性疾病

    E. 子宫内膜不典型增生

12. 与子宫内膜癌发病相关因素,**除外**

    A. 早婚早育,性生活紊乱   B. 高血压、糖尿病、肥胖

    C. 雌激素持续性刺激   D. 绝经延迟

    E. 未婚、少育、未育

13. 目前早期诊断子宫内膜癌最常用且最有价值的诊断方法是

    A. 阴道镜   B. 宫腔镜

    C. 宫腔分泌物细胞学检查   D. 分段诊断性刮宫

    E. B 型超声检查

14. 子宫内膜癌最常见的转移途径是

    A. 上行蔓延   B. 血行转移   C. 下行蔓延

    D. 直接蔓延   E. 腹腔种植

15. 下列对子宫内膜癌有一定治疗作用的激素是

    A. 雌激素   B. 孕激素   C. 雄激素

    D. 甲状腺素   E. 肾上腺皮质激素

16. 有关子宫内膜癌的防治措施,**错误**的是

    A. 中年妇女定期妇科检查

    B. 绝经后阴道不规则出血者及时就诊

C. Lynch 综合征女性应进行子宫内膜癌筛查

D. 绝经后的妇女应长期口服雌激素,以提高生存质量

E. 积极控制肥胖,治疗高血压、糖尿病

17. 女性生殖道最常见的良性肿瘤是

A. 畸胎瘤
B. 子宫肌瘤

C. 卵巢纤维瘤
D. 卵巢浆液性囊腺瘤

E. 卵巢黏液性囊腺瘤

18. 与子宫肌瘤发病可能的相关因素是

A. 早婚、早育
B. 高血压、肥胖

C. 雌激素持续性刺激
D. 不良饮食习惯

E. 性生活紊乱

19. 最常见的子宫肌瘤是

A. 阔韧带肌瘤
B. 浆膜下肌瘤
C. 黏膜下肌瘤

D. 肌壁间肌瘤
E. 宫颈肌瘤

20. 黏膜下子宫肌瘤的最常见临床表现

A. 月经量多,经期延长
B. 尿频、尿急

C. 白带增多
D. 腹部肿块

E. 腰酸、下腹坠胀

21. 子宫肌瘤压迫输卵管或使宫腔变形,可导致

A. 阴道排液量增多
B. 下腹部包块
C. 不孕或流产

D. 下腹坠痛
E. 继发性贫血

22. 最常见的肌瘤变性是

A. 玻璃样变
B. 囊性变
C. 红色变性

D. 肉瘤样变
E. 钙化

23. 常发生于妊娠期和产褥期的肌瘤变性是

A. 玻璃样变
B. 囊性变
C. 红色变性

D. 肉瘤样变
E. 钙化

24. 卵巢肿瘤最常见的并发症是

A. 肿瘤破裂
B. 囊肿蒂扭转
C. 囊内感染

D. 囊内出血
E. 恶性变

25. 下列具有分泌雌激素功能的卵巢肿瘤是

A. 颗粒细胞瘤
B. 无性细胞瘤
C. 卵黄囊瘤

D. 畸胎瘤
E. 纤维瘤

26. 下列**不属于**卵巢生殖细胞肿瘤的是

A. 卵黄囊瘤
B. 成熟畸胎瘤
C. 库肯勃瘤

D. 无性细胞瘤
E. 未成熟畸胎瘤

27. 对卵黄囊瘤有特异性诊断价值的肿瘤标志物是

A. 血清 HE4
B. 血清 AFP
C. 血清 hCG

D. 血清 CA125
E. 血清 CA199

28. 子宫内膜异位症最典型的症状是

A. 月经量增多
B. 肛门坠胀

C. 性交痛
D. 不孕

E. 继发性进行性痛经

（二）A2 型题

1. 林女士,32 岁,因月经量增多、经期延长半年,确诊为子宫肌瘤,住院准备接受手术治疗。术前一日,护士为她做准备的内容**不包括**

    A. 腹部备皮   B. 药物敏感试验   C. 按医嘱给镇静药

    D. 留置尿管   E. 评估机体状况

2. 刘女士,64 岁,高血压病史十余年,因子宫内膜癌在全麻下行腹腔镜下全子宫切除 + 双附件切除术 + 盆腔淋巴结清扫术。有关术后下肢深静脉血栓并发症的防治,以下措施**错误**的是

    A. 嘱病人早期下床活动

    B. 围术期进行下肢深静脉血栓风险评估

    C. 术后指导高危病人穿着医用弹力梯度袜

    D. 遵医嘱手术 12 小时后皮下注射低分子肝素钙

    E. 出现下肢深静脉血栓的病人,嘱家属按摩患侧肢体

3. 朱女士,49 岁,因"多发性子宫肌瘤"入院,准备经腹行全子宫切除术。术前护士为她进行阴道冲洗,最主要的目的是

    A. 治疗阴道炎症

    B. 治疗宫颈炎症

    C. 预防术后尿路感染

    D. 保持会阴清洁,避免阴道分泌物刺激

    E. 保持宫颈、阴道清洁,防止细菌或病原体逆行进入盆腔

4. 病人,女,52 岁,子宫多发肌瘤,在全麻下行腹腔镜下全子宫切除术,术后护理措施**不恰当**的是

    A. 术后严密观察并记录生命体征

    B. 鼓励病人早期下床活动

    C. 为防止伤口出血,嘱病人术后少翻身

    D. 术后次日晨取半卧位

    E. 保持导尿管通畅,观察并记录尿量、颜色和性状

5. 李女士,35 岁,近 1 周发现"性生活后阴道有血性白带"。妇科检查:子宫颈轻度糜烂,有接触性出血,子宫正常大小,两侧附件阴性。子宫颈刮片细胞学检查为巴氏Ⅲ级,其结果提示

    A. 轻度炎症   B. 可疑癌症   C. 高度可疑癌症

    D. 重度炎症   E. 癌症

6. 病人,女,46 岁,平素月经规律,无痛经,近 2 个月有接触性出血。妇科检查:子宫颈菜花样赘生物,触之易出血,该病人最可能的诊断是

    A. 子宫颈癌   B. 子宫黏膜下肌瘤   C. 子宫内膜癌

    D. 子宫颈息肉   E. 子宫腺肌症

7. 李女士,46 岁,因白带增多半年,性交后出血 1 周就医。妇科检查:宫颈中度糜烂,子宫正常大小,两侧附件阴性。为明确诊断,首选的检查方法是

    A. 宫颈刮片细胞学检查   B. 阴道镜检查

    C. 宫腔镜检查   D. B 型超声检查

    E. 宫颈活体组织检查

8. 病人,女,43 岁,妇科检查发现宫颈肥大,质地硬,有表浅溃疡,整个宫颈段膨大如桶状,考虑宫颈癌的类型是

    A. 外生型   B. 内生型   C. 溃疡型   D. 颈管型   E. 增生型

9. 护士小王在社区进行有关宫颈癌筛查及防治的知识讲座,其中**不妥**的是
   A. 宫颈癌被认为是可预防的癌症
   B. HPV 疫苗可从源头控制宫颈癌的发生
   C. 30~65 岁之间的妇女应常规进行宫颈癌的筛查
   D. 宫颈上皮内瘤变是宫颈癌癌前病变,一旦发现均需治疗
   E. 无高危因素妇女,细胞学及 HPV 检测均阴性,筛查间隔可为 5 年

10. 病人,女,39 岁,近两年出现月经量增多,周期缩短,无痛经。妇科检查:子宫增大约孕 3 个月大小,质硬,凹凸不平,最可能的诊断是
   A. 子宫内膜癌
   B. 子宫颈癌
   C. 子宫肌瘤
   D. 功能失调性子宫出血
   E. 子宫内膜异位症

11. 病人,女,32 岁,两年前因不孕体检发现子宫肌瘤,现产后 6 日,急性腹痛伴恶心呕吐、发热 1 日,腹部包块增大达脐部伴压痛,最可能的诊断是
   A. 子宫肌瘤红色变性
   B. 子宫肌瘤玻璃样变
   C. 子宫肌瘤囊性变
   D. 肉瘤样变
   E. 产褥期感染

12. 林女士,已婚,35 岁,是一位浆膜下肌瘤病人,你认为她最明显的临床症状是
   A. 阴道排液量增多
   B. 下腹坠痛
   C. 经期延长
   D. 下腹部包块
   E. 经量增多

13. 病人,女,56 岁,绝经 3 年余,近两个月出现阴道不规则出血,并伴有阴道排液增多,建议此病人首选
   A. 阴道分泌物悬滴检查
   B. 子宫颈活组织检查
   C. 阴道侧壁涂片
   D. 宫颈细胞学检查
   E. 分段诊断性刮宫

14. 王女士,58 岁,因绝经后 8 年出现不规则阴道流血,初步诊断为早期子宫内膜癌。入院后首选的治疗方法是
   A. 化疗
   B. 手术治疗
   C. 放射治疗
   D. 内分泌药物治疗
   E. 免疫治疗

15. 一位 60 岁妇女,停经 10 年后发生阴道流血。妇科检查:宫颈表面光滑,子宫丰满、软,两侧附件阴性。首要考虑的临床诊断是
   A. 老年性阴道炎
   B. 子宫肌瘤
   C. 子宫内膜癌
   D. 宫颈癌
   E. 卵巢癌

16. 病人 58 岁,绝经 8 年,近 3 个月来出现少量不规则阴道流血,来医院检查后,确诊为子宫内膜癌。下列**不属于**该病特点的是
   A. 多数生长比较缓慢
   B. 淋巴转移为主要途径
   C. 绝经后妇女多见
   D. 疼痛症状出现较早
   E. 晚期可有血行转移

17. 护士在某社区进行健康教育活动,在涉及子宫内膜癌的内容中,**不正确**的是
   A. 多见于绝经后妇女
   B. 突出的症状是不规则阴道流血
   C. 最有效的诊断方法是分段诊断性刮宫
   D. 晚期病人使用大剂量雌激素治疗有效

E. 晚期病人用黄体酮治疗有一定效果

18. 病人,女,62岁,自诉近一个月来常感下腹部胀痛,妇科检查可扪及子宫一侧的实性包块,表面不平,与周围组织有粘连,并伴有消瘦、贫血、水肿。最可能的诊断为

    A. 子宫肌瘤   B. 子宫内膜癌   C. 卵巢恶性肿瘤

    D. 卵巢良性肿瘤   E. 子宫内膜异位症

19. 病人,女,26岁,无意间扪及左下腹肿块,今晨排便后突然发生左下腹持续性疼痛,继而肿块增大、拒按,应考虑为

    A. 急性盆腔炎   B. 卵巢肿瘤破裂   C. 卵巢囊肿感染

    D. 子宫肌瘤变性   E. 卵巢囊肿蒂扭转

20. 病人,女,20岁,未婚,B超检查发现左附件区 7cm×6cm×5cm 囊实混合性肿瘤,妇科检查:表面光滑,活动好。最可能的诊断是

    A. 卵巢子宫内膜异位囊肿   B. 卵巢良性囊性畸胎瘤

    C. 卵巢黏液性囊腺瘤   D. 卵泡膜细胞瘤

    E. 卵黄囊瘤

21. 凌老师在给学生讲解有关卵巢肿瘤的内容,她向学生强调了正确的概念,并指出下列**不正确**的描述是

    A. 是女性生殖器常见的恶性肿瘤之一

    B. 有的肿瘤可以伴有腹水及胸水

    C. 与消化道肿瘤无关

    D. 实质性肿瘤多为恶性

    E. 一旦确诊应及时手术切除

22. 病人,女,34岁,月经周期规律,经量多,伴有重度痛经。结婚10年至今未孕。妇科检查:子宫略增大,后倾固定,血 CA125 升高。最可能的诊断为

    A. 子宫内膜异位症   B. 盆腔炎   C. 功能性出血

    D. 子宫内膜癌   E. 子宫内膜炎

23. 护士小张对子宫内膜异位症的病人进行健康宣教,以下内容**不妥**的是

    A. 月经期注意休息,避免吃生冷的食物

    B. 尽量避免多次宫腔手术操作

    C. 已属婚龄妇女及时婚育,并鼓励母乳喂养

    D. 接受手术治疗并有妊娠意愿的病人,鼓励术后尽早妊娠

    E. 需避孕的病人,推荐使用宫内节育器,避免药物避孕

（三）A3 型题

（1~3题共用病例）

李女士,32岁,已婚,G₀P₀,近2年出现月经量增多、经期延长,下腹部坠胀感。妇科检查:宫颈轻度糜烂,子宫孕4个月大小,表面结节感,活动,无明显压痛。病人呈贫血貌,血常规:血红蛋白79g/L,被诊断为子宫肌瘤。

1. 该病人出现月经量增多、经期延长症状,最密切相关的因素应该是子宫肌瘤的

    A. 大小   B. 数目   C. 生长部位

    D. 变性   E. 合并感染

2. 诊断该疾病首选的辅助检查是

    A. 宫腔镜检查   B. 腹腔镜检查   C. 阴道镜检查

    D. B型超声检查   E. 阴道清洁度检查

3. 该病人的最佳治疗方案是
    A. 随访观察　　　　　　　　　　　　　B. 药物治疗
    C. 子宫肌瘤切除术　　　　　　　　　　D. 全子宫切除术
    E. 全子宫 + 双附件切除术

（4~6 题共用病例）

朱某,50 岁,平素月经规律,14 岁初潮,5/30 天,量中,轻度痛经。病人 15 天前出现同房后阴道流血,量少。妇科检查见宫颈 3 点处外突菜花样肿块,直径 1cm,触之出血,双附件（-）。

4. 该病人最可能的临床诊断是
    A. 子宫肌瘤　　　　　　B. 子宫颈癌　　　　　　C. 子宫内膜癌
    D. 子宫内膜异位症　　　E. 卵巢恶性肿瘤

5. 确诊该临床诊断的最可靠方法是
    A. B 型超声检查　　　　　　　　　　　B. 分段诊断性刮宫
    C. 子宫颈细胞学检查　　　　　　　　　D. 子宫颈活组织检查
    E. 宫腔镜检查

6. 当病人需要接受手术治疗时,护士为其进行术前指导**不恰当**的是
    A. 通俗易懂的语言耐心解答病人的提问
    B. 指导深呼吸、咳嗽、翻身和肢体运动技巧
    C. 让病人及家属理解术后尽早下床活动的好处
    D. 根据病人营养状况和膳食习惯指导术前饮食
    E. 告知术后留置尿管 24~48 小时即可拔除

（四）A4 型题

（1~4 题共用病例）

60 岁妇女,绝经 8 年出现不规则阴道流血 2 个月。妇科检查:宫颈表面光滑,阴道黏膜菲薄,子宫体稍大、软,活动;双附件（-）。

1. 最可能的临床诊断是
    A. 子宫肌瘤　　　　　　B. 宫颈癌　　　　　　C. 子宫内膜癌
    D. 老年性阴道炎　　　　E. 颗粒细胞瘤

2. 最支持该诊断的理由是
    A. 60 岁妇女　　　　　　　　　　　　B. 绝经后出现不规则阴道流血
    C. 子宫体增大　　　　　　　　　　　　D. 阴道黏膜菲薄
    E. 宫颈表面光滑

3. 为进一步确诊,首要做的检查项目是
    A. 宫颈刮片检查　　　　B. 宫颈活体组织检查　　C. 阴道镜检查
    D. 分段诊断性刮宫　　　E. B 型超声检查

4. 经检查确诊为临床 I 期,首选的治疗方法是
    A. 化学药物治疗　　　　B. 放射治疗　　　　　　C. 手术治疗
    D. 孕激素治疗　　　　　E. 免疫治疗

三、简答题

1. 简述腹部手术病人术后常见的并发症。
2. 试述腹部手术后并发症下肢深静脉血栓的预防措施。
3. 简述影响宫颈癌发病的主要危险因素。
4. 试述子宫颈癌病人的常见临床表现。

5. 简述宫颈癌及癌前病变的预防和筛查策略。

6. 简述宫颈上皮内瘤变病人的处理原则。

7. 举例说明子宫颈癌术后病人出院指导内容。

8. 简述子宫肌瘤病人的常见临床表现。

9. 简述子宫肌瘤病人的处理原则。

10. 简述子宫内膜癌病人的临床表现。

11. 试述分段诊断性刮宫的步骤。

12. 简述良性与恶性卵巢肿瘤病人的临床表现特点。

13. 简述卵巢肿瘤的常见并发症。

14. 简述卵巢肿瘤病人的处理原则。

15. 简述子宫内膜异位症病人的主要临床表现。

四、病例分析

1. 黄某,32 岁,自觉下腹包块 6 月余,前来就诊。病人面色苍白,主诉月经周期规则 28~30 天,持续时间长,量大,无痛经。妇科检查:宫体前位,增大如孕 4$^+$ 月大小。B 超示:子宫增大,形态不规则,子宫前壁肌层中低回声 117mm × 113mm × 110mm,双侧卵巢正常。血常规示:血红蛋白 74g/L。为求进一步治疗,收治入院。

请思考:

(1) 该病人最可能的临床诊断及诊断依据。

(2) 该病人的处理原则。

(3) 如需手术治疗,责任护士应如何对该病人进行术前指导?

(4) 该病人可能存在的护理诊断。

(5) 针对护理诊断提出相关护理措施。

2. 李某,52 岁,宫颈浸润性鳞状细胞癌 I B$_1$ 期。在全麻下行腹腔镜下广泛全子宫切除 + 双附件切除 + 盆腔淋巴结清扫术,术中置左右腹腔负压引流管各 1 根,留置尿管。今为术后第一天,病人主诉腹部伤口疼痛,腹胀,肛门尚未排气。查体:T:37.9℃,P:78 次 / 分,R:19 次 / 分,BP:124/80mmHg。腹软,无压痛,切口敷料干燥,腹腔引流通畅,色淡红。尿管引流通畅,尿色清。遵医嘱予以 I 级护理,流质饮食,预防感染补液支持治疗。

请思考:

(1) 提出现阶段可能的护理诊断。

(2) 针对护理诊断提出相关护理措施。

(3) 作为责任护士如何对该病人进行出院指导及随访宣教?

参 考 答 案

一、名词解释

1. 鳞 - 柱交界:子宫颈上皮由子宫颈阴道部的多层鳞状上皮和子宫颈管内的单层高柱状上皮组成。子宫颈鳞状上皮与柱状上皮交界部,称为鳞 - 柱交界部或鳞 - 柱交界。

2. 转化区:胎儿期的原始鳞 - 柱状交界部位于宫颈外口附近,青春期后,在雌激素作用下,宫颈发育增大,子宫颈管柱状上皮及其间质到达子宫颈阴道部,使得原始鳞 - 柱状交界部外移。在阴道酸性环境下,外移的柱状上皮被鳞状上皮替代,由此形成新的鳞 - 柱状交界部,即生理鳞 - 柱状交界部。原始鳞 - 柱状交界部和生理鳞 - 柱状交界部之间的区域称为转化区,也称移行带。

3. 宫颈浸润癌:CIN 形成后随着病变继续发展,癌细胞突破上皮下基底膜并浸润间质,则形成宫颈浸润癌。

4. 肌瘤红色变性:常发生于妊娠期或产褥期,是一种特殊类型的坏死,发生机制不清,可能与肌瘤内小血管退行性变引起血栓和溶血、血红蛋白渗入肌瘤有关。病人可发生剧烈腹痛伴恶心呕吐、发热,白细胞计数升高,检查可发现肌瘤迅速增大,有压痛。

5. 肌瘤玻璃样变:也叫透明变性,最为常见。肌瘤剖面旋涡状结构消失,代之以均匀透明样物质。

6. 库肯勃瘤:是一种特殊的卵巢转移性腺癌,其原发部位是胃肠道,肿瘤为双侧性,中等大小,多保持卵巢原状或呈肾形。镜下见典型的印戒细胞,能产生黏液,周围是结缔组织或黏液瘤性间质。恶性程度高,预后极差。

7. 卵巢巧克力囊肿:又称卵巢子宫内膜异位囊肿,卵巢组织内因异位的子宫内膜存在致反复出血形成单个或多个囊肿,直径 5~6cm 以下,囊内液为暗褐色黏稠陈旧性血液,似巧克力样糊状,故又称卵巢巧克力囊肿。

8. 子宫内膜异位症:当具有生长能力的子宫内膜组织出现在子宫腔被覆内膜及宫体肌层以外的其他部位时,称为子宫内膜异位症,简称内异症。

二、选择题

(一) A1 型题

1. E   2. B   3. C   4. A   5. D   6. D   7. C   8. A   9. E   10. B
11. E   12. A   13. D   14. D   15. B   16. D   17. B   18. C   19. D   20. A
21. C   22. A   23. C   24. D   25. A   26. C   27. B   28. E

(二) A2 型题

1. D   2. E   3. E   4. E   5. D   6. A   7. A   8. B   9. E   10. C
11. A   12. D   13. E   14. C   15. C   16. D   17. D   18. C   19. E   20. B
21. C   22. A   23. E

(三) A3 型题

1. C   2. E   3. C   4. B   5. D   6. E

(四) A4 型题

1. C   2. B   3. D   4. C

三、简答题

1. 腹部手术病人术后常见并发症包括:①腹胀;②泌尿系统问题:尿潴留和尿路感染;③切口血肿、感染、裂开;④下肢深静脉血栓。

2. 腹部手术后下肢深静脉血栓的预防措施:责任护士围术期进行下肢深静脉血栓风险评估,做好术前宣教;术前长期禁食、清洁灌肠、年老体弱排泄多者,应及时补充水分及电解质;术后注意保暖,防止冷刺激引起静脉痉挛造成血液淤积;腹带的使用应松紧适宜,避免过紧,增加下肢静脉回流阻力;术后尽早活动双下肢,并鼓励早期下床活动;高危病人,卧床期间可穿着压力梯度弹力袜或使用充气压力泵;严密观察双下肢有无色泽改变、水肿,询问病人有无酸胀感,检查小腿腓肠肌有无压痛;遵医嘱使用抗凝药物预防下肢深静脉血栓。

3. 高危型 HPV 的持续感染是宫颈癌发病的最主要因素;其他因素包括多个性伴侣、早年性生活、早年分娩、多次分娩史、与高危男子(阴茎癌、前列腺癌病人或其性伴侣曾患子宫颈癌)性接触;免疫力下降、慢性感染、合并其他性传播疾病、吸烟等可为协同因素;流行病学调查显示:地理位置、种族、经济状况也是影响宫颈癌发病的相关因素。

4. 早期病人常无明显症状和体征,随着病变发展可出现以下表现:①阴道流血:早期多为接触性出血,即性生活或妇科检查后阴道流血;后期则为不规则阴道流血。②阴道排液:多数病人有白色或血性、稀薄如水样或米泔样排液,伴有腥臭味。③晚期症状:根据癌灶累及范围出现不同的继发性症状。病变累及神经出现严重持续性腰骶部或坐骨神经痛；侵犯膀胱或直肠出现尿频、尿急、便秘等；癌肿压迫输尿管时，可引起输尿管梗阻、肾盂积水及肾功能衰竭；晚期还可有贫血、恶病质等全身衰竭症状。

5. 宫颈癌及其癌前病变的预防，包括一级预防和二级预防。一级预防的主要措施是对青少年女性接种预防性 HPV 疫苗，以从源头控制宫颈癌的发生。二级预防即开展宫颈病变的筛查，目的是早期发现、及时治疗高级别病变，从而阻断子宫颈癌的发生。根据世界卫生组织（WHO）推荐，30~65 岁的妇女应进行宫颈癌及其癌前病变的筛查，有 HIV 感染、器官移植、长期应用皮质醇激素的高危妇女筛查的起始年龄应提前。年轻女性特别是青春期女孩不推荐 HPV 检测作为筛查方法。在 30~65 岁无高危因素的妇女中，若细胞学及 HPV 检测均为阴性，筛查间隔时间可为 5 年，若仅行宫颈细胞学检查，则筛查间隔时间为 3 年。有高危因素的妇女则可根据具体情况增加筛查频次。既往无 CIN Ⅱ 或更高病变的全子宫切除术的妇女不再需要进行筛查。

6. CIN Ⅰ：若细胞学检查为 LSIL 及以下病变，可仅观察随访。若在随访过程中病变发展或持续存在 2 年，宜进行治疗。CIN Ⅱ 和 CIN Ⅲ：阴道镜检查满意的 CIN Ⅱ 可用物理治疗或子宫锥切术。阴道镜检查不满意的 CIN Ⅱ 和所有 CIN Ⅲ 通常采用子宫锥切术，包括子宫颈环行电切除术和冷刀锥切术。经子宫颈锥切确诊、年龄较大、无生育要求、合并有其他手术指征的妇科良性疾病的 CIN Ⅲ 也可行全子宫切除术。

7. 出院指导内容主要有：①鼓励病人及家属积极参与出院计划的制订过程，以保证计划的可行性。②凡接受手术治疗的病人，必须见到病理报告单才可决定出院日期。根据病理报告中显示的高危因素决定后续是否需要接受放疗和（或）化疗，护理人员应给予相关放化疗知识宣教。③向病人说明按时随访的重要性：出院后 1 个月行首次随访，治疗后 2 年内每 3 个月复查 1 次；3~5 年内，每半年复查 1 次；第 6 年开始，每年复查 1 次。随访内容包括盆腔检查、阴道涂片细胞学检查和高危型 HPV 检测、胸片、血常规及宫颈鳞状细胞癌抗原（SCCA）等。④帮助病人调整自我，根据病人具体状况提供有关术后生活方式的指导，包括活动量和强度、性生活、社会交往活动或恢复日常工作等。

8. 多数病人无明显症状，仅在体检时偶然发现。症状与肌瘤部位、有无变性相关，与肌瘤大小、数目关系不大。常见症状：①经量增多及经期延长：长期经量过多可继发贫血；②下腹部肿块：肌瘤增大致子宫超过 3 个月妊娠大小时，可于下腹正中扪及肿块；③白带增多：肌壁间肌瘤使宫腔面积增大，内膜腺体分泌增加，并伴盆腔充血致白带增多；④压迫症状：前壁下段肌瘤压迫膀胱引起尿频、尿急；后壁肌瘤引起下腹坠胀、便秘等；⑤其他：包括腰酸背痛、下腹坠胀。黏膜下肌瘤由宫腔向外排出时也可引起腹痛；黏膜下和引起宫腔变形的肌壁间肌瘤可引起不孕或流产。

9. 根据病人的年龄、症状、肌瘤大小和数目、生长部位及对生育要求等情况全面分析后选择处理方案：①随访观察（肌瘤小、症状不明显或接近绝经期等）；②药物治疗（适用于症状不明显或较轻者、近绝经期或全身情况不能手术者）；③手术治疗（月经过多致继发贫血，药物治疗无效；严重腹痛、性交痛、有蒂肌瘤扭转引起的急性腹痛；有膀胱、直肠压迫症状；能确定肌瘤是不孕或反复流产的唯一原因者；肌瘤生长较快，怀疑有恶变者）。

10. ①异常子宫出血：绝经后阴道出血为绝经后子宫内膜癌病人的主要症状。尚未绝经者可表现为经量增多、经期延长或月经紊乱。②阴道异常排液：多为血性或浆液性分泌物，合并感染有脓性或脓血性排液，有恶臭；③下腹疼痛及其他症状：下腹疼痛可由宫腔积脓或积液引起，晚期则因癌肿扩散导致消瘦，下肢疼痛等。

11. 分段诊断性刮宫是目前早期诊断子宫内膜癌最常用且最有价值的诊断方法。行分段诊刮时要求先环刮宫颈管，后探宫腔，再搔刮子宫内膜，将所得标本分瓶做好标记，送病理检查。

12. ①卵巢良性肿瘤：初期肿瘤较小，多无症状，常在妇科检查时偶然发现。当肿瘤增长至中等大小时，病人可感腹胀或扪及肿块。较大的肿瘤占满盆腔时可出现压迫症状，如尿频、便秘、气急、心悸等。②卵巢恶性肿瘤:早期多无自觉症状,出现症状时往往已属晚期。肿瘤生长迅速,短期内可有腹胀、腹部出现肿块及腹水。若肿瘤向周围组织浸润或压迫神经则可引起腹痛、腰痛或下腹疼痛;压迫盆腔静脉可出现下肢水肿;患功能性肿瘤者可出现不规则阴道流血或绝经后阴道流血症状。晚期病人呈明显消瘦、贫血等恶病质现象。

13. ①蒂扭转:为妇科常见的急腹症,好发于瘤蒂长、活动度大、中等大小、重心偏于一侧的肿瘤。病人体位突然改变或向同一方向连续转动时、妊娠期或产褥期由于子宫大小均易促发蒂扭转。病人的典型症状为突然发生一侧下腹剧痛,常伴恶心、呕吐。②破裂:有外伤性破裂及自发性破裂两种。外伤性破裂可因腹部受重击、分娩、性交、穿刺、盆腔检查等所致;自发性破裂则因肿瘤过速生长所致,多数为恶性肿瘤浸润性生长穿破囊壁引起。③感染:较少见,多由肿瘤扭转或破裂后与肠管粘连引起,也可来源于邻近器官感染灶如阑尾脓肿扩散。④恶变:肿瘤迅速生长尤其双侧性应考虑有恶变可能。

14. 原则上卵巢肿瘤一经确诊,即应手术治疗。术中须区别卵巢肿瘤的良、恶性,必要时作冰冻切片组织学检查,以确定手术范围。恶性肿瘤还需辅以化疗、放疗的综合治疗方案。手术范围取决于肿瘤性质、病变累及范围和病人年龄、一般情况,以及对手术的耐受力等。卵巢肿瘤并发症属急腹症,一旦确诊须立即手术。怀疑卵巢瘤样病变者,囊肿直径小于5cm,可进行随访观察。

15. 子宫内膜异位症病人的临床表现因人和病变部位不同而异,主要有:①痛经和下腹痛:其特点为继发性痛经且进行性加重;疼痛的部位多为下腹深部和腰骶部,并可向会阴、肛门、大腿放射。少数病人长期下腹痛,形成慢性盆腔痛,至经期加剧。②不孕:因盆腔粘连、子宫后倾、输卵管粘连闭锁或蠕动减弱、卵巢功能紊乱等原因。③月经失调:有15%~30%的病人有经量增多、经期延长或经前点滴出血。④其他:盆腔外任何部分有异位内膜种植生长时,均可在局部出现周期性疼痛、出血和肿块,并出现相应的症状。其中,卵巢的子宫内膜异位症最为常见,又称卵巢巧克力样囊肿。

四、病例分析

1.(1)可能的临床诊断:①子宫肌瘤,诊断依据:健康史:病人月经量多,经期延长,自觉下腹包块6月余;妇科检查:宫体前位,增大如孕4⁺月大小;B超检查:子宫增大,形态不规则,子宫前壁肌层中低回声117mm×113mm×110mm。②继发性贫血,诊断依据:病人经量多,经期长,面色苍白以及辅助检查血红蛋白74g/L。

(2)处理原则:子宫肌瘤的治疗方案根据病人的年龄、症状、肌瘤大小和数目、生长部位及对生育功能的要求等情况进行全面分析后选择处理方案。考虑该病人年龄32岁比较轻、月经过多致继发贫血、肌瘤体积117mm×113mm×110mm较大且为单个肌瘤、生长部位为子宫前壁肌层,需进行手术治疗。可考虑选择经腹或腹腔镜下子宫肌瘤切除术。该病人血红蛋白74g/L,术前需首先纠正贫血,给予饮食指导,遵医嘱给予琥珀酸亚铁口服或静脉滴注蔗糖铁。

(3)术前指导:①对病人进行全面身心评估;②术前指导,包括拟实施的手术的介绍及相关检查,使病人理解手术的必要性及主要过程、需要配合的内容等;介绍术后可能出现的并发症及预防措施;③皮肤准备,清洁腹部皮肤,去毛范围以不影响手术为原则;腹腔镜手术注意脐孔清洁;④肠道准备,包括术前饮食指导及口服导泻剂指导;⑤完成手术前准备后,按医嘱可给病人适量镇静剂;⑥认真核对病人生命体征等;确保病人术前处于最佳身心状态。

(4)可能的护理诊断/问题

1)焦虑　与住院、需要手术治疗有关。

2)应对无效　与选择治疗方案的无助感有关。

(5)根据护理诊断/问题,列出相应的护理措施

1)提供信息,增强信心:通过连续性护理活动与病人建立良好的护患关系,讲解有关疾病知识。使病人确信子宫肌瘤属于良性肿瘤,并非恶性肿瘤的先兆,消除其不必要的顾虑,增强康复信心。为病人提供表达内心顾虑、恐惧、感受和期望的机会与环境,帮助病人分析住院期间及出院后可被利用

的资源及支持系统,减轻无助感。

2）积极配合治疗,缓解病人不适:遵医嘱使用药物纠正病人贫血状态。按腹部手术病人的护理常规进行围术期护理,并鼓励病人参与疾病诊疗的决策过程中。

2.（1）可能的护理诊断/问题

1）腹胀　与术中肠管受到激惹肠蠕动减弱有关。

2）疼痛　与手术切口疼痛有关。

3）潜在并发症:尿路感染。

（2）根据所选择的护理诊断/问题,列出相应的护理措施

1）腹胀:术后早期下床活动可改善胃肠功能,预防或减轻腹胀;严重者可采用生理盐水低位灌肠、"1、2、3"灌肠、热敷下腹部;在肠蠕动已恢复但仍不能排气时,可针刺足三里、肛管排气或按医嘱皮下或肌内注射新斯的明等。

2）疼痛:评估病人疼痛部位、强度,根据病人具体情况及时给予止痛处理;按医嘱术后24小时内可用哌替啶（度冷丁）等止痛药物充分止痛;采用止痛泵者根据医嘱或病人的痛感调节泵速,保证病人舒适并得到充分休息。

3）潜在并发症:尿路感染:留置尿管期间嘱病人多饮水;每天两次会阴护理,保持会阴部清洁;保持导尿管通畅,观察并记录尿量、颜色和性状;出现尿频、尿痛、并有高热等症者,应按医嘱做尿培养,确定是否有泌尿道感染。

（3）①鼓励病人及家属积极参与出院计划的制订过程,以保证计划的可行性。②凡接受手术治疗的病人,必须见到病理报告单才可决定出院日期。根据病理报告中显示的高危因素决定后续是否需要接受放疗和（或）化疗,护理人员应给予相关放化疗知识宣教。③向病人说明按时随访的重要性:出院后1个月行首次随访,治疗后2年内每3个月复查1次;3~5年内,每半年复查1次;第6年开始,每年复查1次。随访内容包括盆腔检查、阴道涂片细胞学检查和高危型HPV检测、胸片、血常规及宫颈鳞状细胞癌抗原（SCCA）等。④帮助病人调整自我,根据病人具体状况提供有关术后生活方式的指导,包括活动量和强度、性生活、社会交往活动或恢复日常工作等。

（丁　焱）

18 第十八章
会阴部手术病人的护理

练 习 题

一、名词解释

1. 尿瘘

2. 子宫脱垂

二、选择题

（一）A1 型题

1. 行外阴、阴道手术的病人，其术前的皮肤准备**错误**的是

    A. 注意个人卫生，每日清洗外阴

    B. 毛发稀少的部位无需常规剃毛

    C. 会阴部皮肤准备最好以剃毛代替剪毛

    D. 病人备皮时间离手术时间越近越好

    E. 若外阴有炎症需治愈后手术

2. 行会阴手术术后切口护理**错误**的是

    A. 观察有无渗血、红肿热痛等炎性反应

    B. 观察阴道分泌物的量、性质、颜色

    C. 每天行外阴擦洗 2 次

    D. 术后可行外阴烤灯治疗以保持伤口干燥

    E. 术后纱条压迫止血在 4~6 小时内取出

3. 外阴鳞状细胞癌病人最常见的症状是

    A. 尿频   B. 瘙痒   C. 疼痛

    D. 分泌物增多   E. 异味

4. 关于可能涉及肠道的会阴部手术前的肠道准备工作描述**错误**的是

    A. 术前服用抗生素 3 天   B. 术前 3 天给予少渣饮食

    C. 术前 1 天给予流质饮食   D. 术晨行清洁灌肠。

    E. 术前 1 天可口服甘露醇

5. 外阴癌最常见的生长部位是

    A. 阴蒂   B. 阴阜   C. 大阴唇

    D. 会阴   E. 尿道口周围

6. 外阴癌的主要转移途径是

    A. 直接浸润加淋巴转移   B. 直接浸润加血行转移

C. 血行转移
D. 淋巴转移
E. 直接浸润

7. 导致子宫脱垂最主要的原因是
    A. 长期慢性咳嗽
    B. 长期便秘
    C. 分娩损伤和产褥早期体力劳动
    D. 盆底组织退行性变
    E. 盆底组织先天发育不良

8. 外阴恶性肿瘤中最常见的是
    A. 外阴鳞状细胞癌
    B. 外阴恶性黑色素瘤
    C. 外阴基底细胞癌
    D. 前庭大腺癌
    E. 外阴鲍文氏病

9. 泌尿生殖瘘的病因很多,其中最主要的因素是
    A. 产伤
    B. 妇科手术损伤
    C. 膀胱结核
    D. 长期放置子宫托
    E. 生殖器放射治疗后

10. 下列关于先天性无阴道病人的描述正确的是
    A. 第二性征发育正常
    B. 多伴有外阴发育异常
    C. 外阴检查均可见短浅阴道盲端
    D. 多数病人子宫发育正常
    E. 45% 的病人伴有脊椎发育正常

（二）A2 型题

1. 1 名女司机酒后驾车发生车祸后,造成外阴创伤形成血肿,于 3 小时内入院采取保守治疗,下列护理措施**错误**的是
    A. 血肿部位压迫,防止再出血
    B. 保持外阴清洁,每日行外阴冲洗 3 次
    C. 按医嘱给予止痛、止血药
    D. 24 小时内冷敷
    E. 24 小时后热敷

2. 15 岁女孩,因周期性下腹痛就诊,诊断为处女膜闭锁,给予手术治疗,术后护士应为其摆放的正确体位是
    A. 平卧位
    B. 头低脚高位
    C. 头高脚低
    D. 平卧外展屈膝
    E. 头高脚低或半卧位

3. 杨女士,48 岁,产后进行重体力劳动后,发现肿物自阴道脱出,诊断为子宫脱垂,护士出院指导下列**错误**的是
    A. 术后应休息 3 个月
    B. 半年内避免重体力劳动
    C. 术后可以盆浴
    D. 术后 2 个月复查伤口
    E. 术后 3 个月再次复查

4. 王女士,诊断为外阴癌,行外阴根治术,术毕返回病房后护士应为病人摆放的体位是
    A. 半卧位
    B. 平卧位,双腿外展屈膝,膝下垫软枕
    C. 侧卧位并且上腿伸直
    D. 头高足低位
    E. 端坐卧位

5. 林女士,52岁,患子宫脱垂,给予保守治疗,护士对病人讲解安放子宫托的目的应是
    A. 使病人局部清洁舒适
    B. 支持子宫和阴道壁并使其维持在阴道内
    C. 减轻病人肉体和精神上的痛苦
    D. 手术治疗的准备措施
    E. 防止外阴继发感染

6. 18岁女性,无月经来潮,但周期性下腹疼伴有肛门坠胀,检查时处女膜向外膨隆,表面呈紫蓝色,无阴道开口,可在下腹部扪及位于阴道上方的一较小包块,压痛明显,可能诊断为
    A. 先天性无阴道   B. 先天性无子宫   C. 处女膜闭锁
    D. 阴道横膈   E. 阴道闭锁

7. 张女士,处女膜闭锁,术后第2天护士为其进行护理措施,**错误**的是
    A. 留置导尿3天以上   B. 采取半卧位
    C. 采取头高脚低位   D. 保持外阴清洁
    E. 遵医嘱抗生素预防感染

8. 张女士,32岁,2年前经剖宫产分娩一女婴,此次妊娠足月后再次行剖宫产术,术后4天阴道有少量流液,可考虑的诊断是
    A. 产后恶露   B. 创伤性尿瘘   C. 产后尿失禁
    D. 产后子宫内膜炎   E. 产后尿道口松弛

9. 王女士,拟诊断为尿瘘,将200ml稀释亚甲蓝溶液经尿道注入膀胱,阴道内流出清亮的尿液,为进一步确定诊断静脉推注靛胭脂5ml,10分钟见到瘘孔流出蓝色尿液。诊断为
    A. 膀胱阴道瘘   B. 膀胱宫颈瘘   C. 输尿管阴道瘘
    D. 尿道阴道瘘   E. 直肠阴道瘘

10. 王女士,尿瘘修补术术后,护士指导其多饮水,达到稀释尿液、冲洗膀胱的目的,每天的饮水量应不少于
    A. 3000ml   B. 2000ml   C. 4000ml
    D. 2500ml   E. 3500ml

11. 某29岁女性因产后尿瘘行修补术,术后护理措施正确的是
    A. 术后持续导尿,间歇4小时放尿
    B. 术后2天即可拔出尿管
    C. 术后每日行膀胱冲洗
    D. 术后留置导尿管,持续开放7~14天
    E. 若尿管堵塞可行加压冲洗膀胱

12. 王女士,患子宫脱垂使用子宫托进行治疗,护士指导其检查时间,以下说法正确的是
    A. 上托后分别于第1、3、6个月时到医院检查1次,以后每3~6个月到医院检查1次
    B. 上托后分别于第1、2、3个月时到医院检查1次,以后每3~6个月到医院检查1次
    C. 上托后分别于第1、3、6个月时到医院检查1次,以后每半年到医院检查1次
    D. 上托后分别于第3、6个月时到医院检查1次,以后每年到医院检查1次
    E. 上托后分别于第1、3、6个月时到医院检查1次,以后每6~12个月到医院检查1次

13. 关女士,诊断为膀胱阴道瘘,拟行修补术,术前护士为病人坐浴,应选择的坐浴液是
    A. 0.5%醋酸   B. 0.5%碘伏
    C. 1:2000苯扎溴铵   D. 1:5000高锰酸钾
    E. 1:1000呋喃氢钠

14. 王女士，43岁，诊断为外阴癌Ⅰ期，进行会阴部位手术治疗，术前护士为其肠道准备，下列护理措施**错误**的是

    A. 告知病人术前3天进少渣饮食   B. 术前1日禁食

    C. 术前日晚及术晨行保留灌肠   D. 每日肥皂水洗肠一次

    E. 按医嘱给肠道抗生素

15. 病人，女，30岁，G_2P_1，在家分娩。妇科检查在阴道口可见宫颈，未超出处女膜缘，诊断为

    A. 子宫脱垂Ⅰ度轻型   B. 子宫脱垂Ⅰ度重型

    C. 子宫脱垂Ⅱ度轻型   D. 子宫脱垂Ⅱ度重型

    E. 子宫脱垂Ⅲ度重型

16. 张某，近日发现用力屏气时，阴道口可见到子宫颈到达处女膜缘，入院诊断为子宫脱垂Ⅰ度重型，术后应采取的体位是

    A. 头高脚低位   B. 半卧位   C. 平卧位

    D. 侧卧位   E. 截石位

17. 张女士，子宫脱垂Ⅱ度重型病人，使用子宫托进行治疗，但是对子宫托的使用方法不了解，护士指导**错误**的一项是

    A. 选择大小适宜的子宫托

    B. 病人取蹲位

    C. 置托时，托盘送至宫颈

    D. 子宫托每周取出1次，清洗后用

    E. 置托后，每3个月随访1次

18. 某女士，60岁。近两年来排便时感觉阴道口有块状物脱出，休息后也不恢复。妇科检查：阴道口外2 cm处见宫颈口，宫颈糜烂，子宫正常大小，双侧附件未见异常，诊断为子宫脱垂Ⅱ度重型，术后护理**错误**的是

    A. 尿管留置10~14天   B. 用缓泻剂预防便秘

    C. 半卧位休息3天   D. 每天冲洗外阴

    E. 遵医嘱应用抗生素

19. 某女士，40岁，现有3个女儿，1个儿子，腰骶部酸痛伴咳嗽时有溢尿1年余。医生初步诊断为子宫脱垂。最有价值的诊断依据是

    A. 宫颈、阴道壁有溃疡

    B. 慢性咳嗽

    C. 腰骶部酸痛

    D. 用力屏气时在处女膜缘见宫颈

    E. 张力性尿失禁

20. 某女士，35岁，农村妇女，8年前曾妊娠足月难产分娩1男婴，阴道口脱出一肿物1年，平卧时能消失。妇科检查，会阴Ⅱ度裂伤，子宫脱垂Ⅱ度。下列与子宫脱垂**无关**的是

    A. 多产   B. 产伤

    C. 产后过早参加体力劳动   D. 习惯性便秘

    E. 手取胎盘

21. 张女士子宫脱垂Ⅱ度轻型病人，行阴道手术，术前护理的内容中**不正确**的是

    A. 溃疡者，行阴道冲洗后局部涂40%紫草油

    B. 清洗液的温度，一般在50~53℃为宜

    C. 子宫还纳后，病人应平卧于床半小时

D. 使用丁字带支托下移的子宫

E. 局部炎症,使用抗生素及局部涂含雌激素的软膏

22. 病人杨某,女,51 岁,G_1P_1。有慢性咳嗽十多年,于今年初被诊断为子宫脱垂Ⅱ度,考虑该病人最主要的致病因素是

 A. 长期慢性咳嗽   B. 孕产史   C. 年龄因素

 D. 饮食习惯   E. 生活习惯

23. 王女士,64 岁,近 2 年来发现右侧外阴有一肿块,疼痛,查体见右侧大阴唇中段有一硬结约 $3cm \times 2cm \times 2cm$,基底宽,不活动,腹股沟淋巴结未触及。其初步诊断考虑为

 A. 鳞状上皮原位癌 B. 外阴癌Ⅰ期   C. 外阴癌Ⅱ期

 D. 外阴癌Ⅲ期   E. 外阴癌Ⅳ期

24. 吴女士,在分娩过程中造成外阴、阴道创伤,术后护理下列护理措施**错误**的是

 A. 应积极为病人止痛   B. 及时观察伤口出血情况

 C. 保持外阴清洁干燥   D. 按医嘱给予抗生素

 E. 术后不用加压包扎,阴道填塞纱布

25. 张女士,诊断为尿瘘,为明确瘘孔位置,下列检查应**除外**

 A. 亚甲蓝试验   B. 靛胭脂试验   C. 膀胱镜检查

 D. 排泄性尿路造影   E. 宫腔镜检查

(三) A3 型题

(1~3 题共用病例)

女性,60 岁,曾生育 5 胎,患慢性支气管炎 20 年,经常咳嗽。近 10 年来感觉下身有块状物脱出,开始时,卧床休息后块状物可消失,但近 5 年来块状物逐渐增大,平卧后也不消失,并伴尿频、尿失禁。妇科检查:阴道前后壁重度膨出,宫颈及全部宫体脱出在阴道口外,两侧附件阴性。

1. 该病例的诊断应为

 A. 子宫脱垂Ⅰ度,伴阴道前后壁膨出

 B. 子宫脱垂Ⅱ度轻

 C. 子宫脱垂Ⅱ度重,伴阴道前后壁膨出

 D. 子宫脱垂Ⅲ度

 E. 子宫脱垂Ⅲ度,伴阴道前后壁膨出

2. 该病例发生子宫脱垂的主要原因是

 A. 慢性咳嗽   B. 多产

 C. 产后过早参加体力劳动   D. 慢性咳嗽及多产

 E. 年老体弱

3. 该病人最主要的指导措施是

 A. 进行盆底肌功能锻炼   B. 注意饮食,避免便秘

 C. 加强锻炼,提高身体素质   D. 卧床休息,避免久站

 E. 积极治疗慢性咳嗽

(四) A4 型题

(1~3 题共用病例)

26 岁妇女,停经 40 周,宫口开全 24 小时,在当地试产 2 天失败,急诊入院。诊断为 G_1P_0G40W,先兆子宫破裂,滞产。入院后行剖宫产术,由于胎头入盆较深,术中取胎头时子宫沿切口向右撕裂,术中修补子宫撕裂口,术后 24 小时取下尿管后病人自行排尿,同时自诉阴道流水,清亮。

1. 该病人出现阴道流水症状应考虑为

A. 尿瘘的症状　　　　　　B. 张力性尿失禁　　　　　C. 术后正常反应

D. 阴道炎　　　　　　　　E. 产后子宫复旧不良

2. 若亚甲蓝试验见阴道壁小孔溢出蓝色液体,则应诊断为

A. 膀胱阴道瘘　　　　　　　　　　　B. 尿道阴道瘘

C. 膀胱尿道阴道瘘　　　　　　　　　D. 膀胱宫颈阴道瘘

E. 输尿管阴道瘘

3. 此病例发生的主要原因是

A. 试产时间过长,产道软组织受压过久

B. 合并感染

C. 术后留置尿管时间短

D. 在当地试产时,接生员操作不当

E. 剖宫产术中取胎头时发生损伤所致

三、简答题

1. 举例说明 3 种会阴部手术病人术后应采取的体位和原因。

2. 简述外阴癌放疗后的皮肤反应及护理要点。

3. 简述尿瘘术后护理要点。

4. 简述子宫脱垂的临床分度。

5. 简述使用子宫托的注意事项。

6. 简述外阴癌病人术后随访时间。

四、病历分析题

1. 王小姐,22 岁,因骑跨伤致外阴血肿来院就诊,检查发现病人外阴部有 2cm × 2cm 紫蓝色块状物突起,压痛明显,未伤及膀胱、尿道,无活动性出血。

请思考:

(1)该病人应采取的治疗原则是什么?

(2)若采用保守治疗,如何对病人进行护理?

2. 杨女士,44 岁,外阴瘙痒伴有结节肿物、分泌物增多 1 个月来院就诊,诊断为外阴癌。

请思考:

(1)为防止发生感染,术前给予病人药物坐浴,应选择的坐浴液体是什么?

(2)术后如何控制病人排便?

(3)术后如果进行红外线照射应何时开始,如何照射?

参 考 答 案

一、名词解释

1. 尿瘘:是指生殖道和泌尿道之间形成的异常通道,尿液自阴道排出,不能控制。

2. 子宫脱垂:是指子宫从正常位置沿阴道下降,宫颈外口达坐骨棘水平以下,甚至子宫全部脱出于阴道口以外,常伴有阴道前后壁膨出。

二、选择题

（一）A1 型题

1. C　　2. E　　3. B　　4. C　　5. C　　6. A　　7. C　　8. A　　9. A　　10. A

（二）A2 型题

1. A　　2. E　　3. C　　4. B　　5. B　　6. C　　7. A　　8. B　　9. C　　10. A

11. D　　12. A　　13. D　　14. C　　15. B　　16. C　　17. D　　18. C　　19. D　　20. E

21. B　　22. A　　23. B　　24. E　　25. E

（三）A3 型题

1. E　　2. D　　3. E

（四）A4 型题

1. A　　2. A　　3. E

三、简答题

1.（1）处女膜闭锁的病人术后应采取头高脚低或半卧位,有利于经血的流出。

（2）外阴癌行外阴根治术后的病人则应采取平卧位,双腿外展屈膝,膝下垫软枕头,减少腹股沟及外阴部的张力,有利于伤口的愈合。

（3）行阴道前后壁修补或盆底修补术后的病人应以平卧位为宜,禁止半卧位,以降低外阴阴道张力,促进伤口的愈合。

2. 放射线治疗病人常在照射后 8~10 天出现皮肤反应。

（1）轻度损伤表现为皮肤红斑,然后转化为干性脱屑,此期在保护皮肤的基础上继续照射。

（2）中度损伤表现为水疱、溃烂和组织皮层丧失,此时应停止放疗,待其痊愈,注意保持皮肤清洁、干燥,避免感染,勿刺破水疱,可涂 1% 甲紫或用无菌凡士林纱布换药。

（3）重度损伤表现为局部皮肤溃疡,应停止照射,避免局部刺激,除保持局部清洁干燥外,可用生肌散或抗生素软膏换药。

3.（1）术后必须留置导尿管或耻骨上膀胱造瘘 7~14 日,注意避免尿管脱落,保持尿管的通畅,拔管前注意训练膀胱肌张力,拔管后协助病人每 1~2 小时排尿 1 次,然后逐步延长排尿时间。

（2）应根据病人漏孔的位置决定体位,膀胱阴道瘘的漏孔在膀胱后底部者,应取俯卧位;漏孔在侧面者应健侧卧位,使漏孔居于高位。

（3）保持外阴清洁,术后每日补液不少于 3000ml,达到膀胱冲洗的目的。

（4）应积极预防咳嗽、便秘,并尽量避免下蹲等增加腹压的动作。

4.（1）Ⅰ度:轻型为宫颈外口距离处女膜缘小于 4 cm,但未达处女膜缘;重型为宫颈外口已达处女膜缘,在阴道口可见到宫颈。

（2）Ⅱ度:轻型为宫颈已脱出阴道口外,宫体仍在阴道内;重型为宫颈及部分宫体已脱出阴道口外。

（3）Ⅲ度:宫颈及宫体全部脱出至阴道口外。

5.（1）放置前阴道应有一定水平的雌激素作用。绝经后妇女可选用阴道雌激素霜剂,一般在用子宫托前 4~6 周开始应用,并在放托的过程中长期使用。

（2）子宫托应每日早上放入阴道,睡前取出消毒后备用。

（3）保持阴道清洁,月经期和妊娠期停止使用。

（4）上托以后,分别于第 1、3、6 个月时到医院检查 1 次,以后每 3~6 个月到医院检查 1 次。

6. 外阴癌病人应定期随访。具体随访时间为第 1 年每 1~2 个月 1 次;第 2 年:每 3 个月 1 次;第 3~4 年每半年 1 次;第 5 年及以后每年 1 次。随访内容包括放疗的效果、副反应及有无肿瘤复发的征象等。

四、病历分析题

1.（1）止血、止痛、防治感染和抗休克。

（2）①嘱病人采取正确的体位。②保持外阴部的清洁、干燥,每天外阴冲洗 3 次,大便后及时清洁外阴。③按医嘱及时给予止血、止痛药物。④注意观察血肿的变化,24 小时内冷敷,降低局部血流速度及局部神经的敏感性,减轻病人的疼痛及不舒适感;也可用棉垫、丁字带加压包扎,防止血肿扩大。⑤ 24 小时后可以热敷或行外阴部烤灯，以促进水肿或血肿的吸收。

2.（1）1:5000 的高锰酸钾或 0.2‰的碘伏液。

（2）为防止大便对伤口的污染及解便时对伤口的牵拉，应控制首次排便的时间。应在病人排气后抑制肠蠕动，按医嘱给予药物，常用药物为鸦片酊 5ml，加水至 100ml 口服，每日 3 次，每次 10ml。于术后第 5 天给予缓泻剂，使大便软化，避免排便困难。

（3）术后 2 天起，会阴部、腹股沟部可用红外线照射，每天 2 次，每次 20 分钟，促进切口愈合。

（潘颖丽）

第十九章
妇 女 保 健

练 习 题

一、名词解释

1. 妇女保健
2. 围绝经期

二、选择题

A1 型题

1. 有关妇女保健工作目的的描述,**不正确**的是
    A. 降低围生儿死亡率
    B. 降低孕产妇的死亡率
    C. 消灭胎婴儿的伤残率
    D. 控制某些疾病的发生
    E. 控制性传播疾病的传播

2. "妇女各期保健" 对象中,**不包括**
    A. 儿童期幼女
    B. 青春期少女
    C. 婚前期妇女
    D. 围生期妇女
    E. 老年期妇女

3. 关于妇女保健工作的阐述,**不正确**的是
    A. 以家庭为对象
    B. 以保健为中心
    C. 以保障生殖健康为目的
    D. 保健与临床相结合
    E. 以预防为主

4. 下列**不属于**省、市级妇幼健康服务机构下设部门的是
    A. 孕产保健部
    B. 儿童保健部
    C. 妇女保健部
    D. 计划生育技术服务部
    E. 生殖保健部

5. 有关婚前保健的内容,**不包括**
    A. 积极推行婚前医学检查
    B. 做好母婴的系统保健,是此期的主要任务
    C. 了解男女双方是否存在不宜结婚的疾病
    D. 提供性保健、生育保健和避孕知识
    E. 提供有利于生殖健康和子代素质的医学治疗或建议

6. 中华医学会妇产科分会《孕前和孕期保健指南(第 1 版)》推荐产前检查的次数是
    A. 4 次
    B. 6 次
    C. 9 次
    D. 11 次
    E. 13 次

7. 分娩期保健应做到"五防、一加强",对"五防"的描述**不正确**的是

A. 防滞产   B. 防脱水   C. 防感染

D. 防产伤   E. 防出血

8. 有关围生期保健内容,**除外**

  A. 定期产前检查   B. 哺乳期保健

  C. 婚前医学检查   D. 孕前期保健

  E. 产后检查及计划生育指导

9. 我国女职工正常产假为

  A. 30 日   B. 42 日   C. 60 日

  D. 98 日   E. 120 日

10. 我国政府规定孕妇**不被**安排夜班的孕期应满

  A. 3 个月   B. 4 个月   C. 5 个月

  D. 6 个月   E. 7 个月

11. 关于保护哺乳期妇女休假的陈述,**不正确**的是

  A. 享受 1 年哺乳假   B. 每天享受两次带薪哺乳

  C. 需要时可值夜班   D. 未满周岁婴儿的母亲不加班

  E. 单胎乳母的哺乳 30 分钟 / 次

12. **不属于**妇女常见疾病及恶性肿瘤普查内容的是

  A. 妇科检查   B. 宫颈细胞学检查   C. 超声检查

  D. 阴道分泌物检查   E. CT 检查

三、简答题

1. 简述妇女保健工作的内容。

2. 简述青春期保健中三级预防的内容。

3. 简述围绝经期保健的内容。

四、病例分析

1. 2015 年,我国南方某市农村进城务工的人口比例较大,其中来自流动人口的孕产妇占全市当年孕产妇比例的近 1/3,妇幼保健工作总结发现,全市孕产妇住院分娩率及产后访视率均略低于全国平均水平。

请思考:

(1)该市出现这种情况的可能原因是什么?

(2)作为从事妇幼保健工作的护士,今后应从哪些方面加强保健工作?

2. 张女士是位年轻的母亲,母乳喂养,孩子刚满半岁。张女士特别热爱所从事的工作,但最近单位经常需要加班,尽管经济效益非常好,然而张女士因无法按时回家照顾孩子而导致夫妻关系紧张,张女士想跟领导提出不加班,但又担心领导拒绝。

请思考:

(1)张女士提出的要求合理吗?

(2)张女士这一时期应享受哪些权利?

参 考 答 案

一、名词解释

1. 妇女保健:是通过先进的医学科学技术、有效的防治措施及科学的管理方法对处于一生各时期的女性开展保健,其主要任务包括妇女各生理周期保健、常见疾病防治、职业劳动保健及保健信息

的统计管理。

2. 围绝经期：是指妇女从生育期的规律月经过渡到绝经的阶段,从出现与卵巢功能下降有关的内分泌、生物学和临床特征至末次月经后1年内的时期。

二、选择题

A1 型题

1. C   2. A   3. A   4. E   5. B   6. D   7. B   8. C   9. D   10. E

11. C   12. E

三、简答题

1. ①妇女各期保健;②计划生育指导;③常见妇女病及恶性肿瘤的普查普治;④妇女劳动保护。

2. ①一级预防:根据青春期女性的生理、心理和社会行为特点,开展心理卫生和性知识方面的健康教育,纠正其不良的生活习惯和行为方式,使女性知晓自我保健的重要性并掌握自我保健常识,包括合理营养、培养良好的生活习惯、劳逸结合、注意经期卫生、避免非意愿妊娠、预防性传播疾病等。②二级预防:早期发现疾病和行为偏差问题。③三级预防:及时开展疾病的治疗和康复。青春期保健以一级预防为重点。

3. 加强生活起居、食品营养、锻炼与休息、卫生及心理方面的指导,重视月经失调、绝经后阴道流血及肿瘤筛查,防治围绝经期综合征、骨质疏松、心血管疾病、生殖道脱垂及压力性尿失禁等疾病。重视蛋白质、维生素、微量元素及钙剂的补充;每1~2年进行1次妇科常见疾病及肿瘤的筛查;若出现围绝经期月经失调或停经超过半年以上,可适时取出宫内节育器,进行避孕指导直至月经停止12个月。

四、病例分析

1.（1）可能原因:①流动人口围生期保健意识较差,缺乏围生期保健意识,不能主动寻求保健;②当地妇幼保健机构对流动人口的保健工作开展不足。

（2）①加强妇幼保健宣传力度,提高流动人口自我保健意识;②加强对流动人口的妇幼保健建档工作。

2.（1）合理。

（2）我国规定产后妇女哺乳时间为1年,有未满1周岁婴儿的女职工,用人单位不得延长其劳动时间或安排夜班;每天的劳动时间内为哺乳期女职工安排2次哺乳时间(每次30分钟)。同时,用人单位不得在女职工妊娠期、分娩期、哺乳期降低其工资、予以辞退、解除其劳动或聘用合同。

（安力彬）

 **第二十章**

不孕症妇女的护理

练 习 题

一、名词解释

1. 不孕症

2. 辅助生殖技术

3. 人工授精

4. 体外受精与胚胎移植

二、选择题

（一）A1 型题

1. 夫妇一方因某种因素阻碍受孕，导致暂时不孕，一旦得到纠正仍能受孕者称为

   A. 绝对不育　　　　　　　B. 相对不育　　　　　　　C. 绝对不孕

   D. 相对不孕　　　　　　　E. 原发不孕

2. 下列符合原发性不孕诊断的是

   A. 结婚 2 年，未避孕 1 年，未孕

   B. 结婚 3 年，安全期避孕，未孕

   C. 结婚 5 年，未避孕，自然流产 2 次，至今未孕

   D. 结婚 5 年，避孕套避孕，近半年未避孕未孕

   E. 结婚 5 年，3 年前人工流产，近 2 年未避孕未孕

3. 女方不孕因素中最常见的病因是

   A. 无排卵　　　　　　　　B. 宫颈细长　　　　　　　C. 输卵管因素

   D. 子宫黏膜下肌瘤　　　　E. 子宫内膜异位症

4. 最严重的一种导致不孕的原因是

   A. 无排卵　　　　　　　　　　　　B. 宫颈狭窄

   C. 输卵管粘连　　　　　　　　　　D. 慢性宫颈炎

   E. 子宫内膜分泌反应不良

5. 在女方不孕病因的检查中，卵巢功能检查的内容包括

   A. 腹腔镜检查　　　　　　　　　　B. 基础体温测定

   C. 子宫输卵管通液术　　　　　　　D. 子宫输卵管碘油造影

   E. 宫腔镜腹腔镜联合检查

6. 下列属于治疗不孕症关键的项目是

   A. 女方只需监测有无排卵并治疗

B. 男方体健,不必检查,只需女方诊治

C. 男、女双方同时全面检查,对因治疗

D. 女方只需了解输卵管是否通畅,对因治疗

E. 男方只作一次精液常规,正常者只需检查女方

7. 曼宁(Menning)曾将不孕妇女的心理反应描述为

    A. 否认、震惊、愤怒、内疚、孤独、悲伤和解脱

    B. 愤怒、震惊、否认、内疚、孤独、悲伤和解脱

    C. 震惊、否认、愤怒、内疚、孤独、悲伤和解脱

    D. 内疚、孤独、愤怒、震惊、否认、悲伤和解脱

    E. 孤独、震惊、否认、愤怒、内疚、悲伤和解脱

8. 不孕症妇女既往有婚前性行为、婚外性行为、使用过避孕措施或流产,最容易出现的心理反应是

    A. 否认   B. 内疚   C. 震惊

    D. 孤独   E. 悲伤

9. 不孕症妇女在哪一个心理反应阶段会出现一些负性的心理状态如挫败、愤怒、自我概念低下、紧张、疲乏、强迫行为、焦虑、歇斯底里、恐惧、抑郁、失望和绝望

    A. 否认   B. 内疚   C. 震惊

    D. 孤独   E. 解脱

10. 子宫输卵管碘油造影可能引起腹部痉挛感,在术后持续的时间是

    A. 1~2 小时   B. 2~3 小时   C. 3~4 小时

    D. 4~5 小时   E. 5~6 小时

11. AID 的主要适应证是

    A. 免疫性不育   B. 宫颈因素不育

    C. 男性少精、弱精   D. 不可逆的无精子症

    E. 双方原因不明不孕不育

12. 原卫生部规定实施 AID 要严格控制每一位供精者的冷冻精液,最多只能使几名妇女受孕

    A. 1 名   B. 2 名   C. 3 名

    D. 4 名   E. 5 名

13. 试管婴儿的主要适应证是

    A. 无排卵   B. 无精症   C. 免疫性不孕

    D. 输卵管不通   E. 子宫发育不良

14. 体外受精与胚胎移植的第一个步骤是

    A. 取卵   B. 处理精子

    C. 体外受精   D. 胚胎移植

    E. 促进与监测卵泡发育

15. 体外受精和胚胎移植后处理,卧床时间和限制活动时间分别是

    A. 卧床 12 小时,限制活动 2~3 日

    B. 卧床 12 小时,限制活动 3~4 日

    C. 卧床 24 小时,限制活动 2~3 日

    D. 卧床 24 小时,限制活动 3~4 日

    E. 卧床 24 小时,限制活动 4~5 日

16. 植入前胚胎遗传学诊断是在受精卵分裂为几个细胞左右时,取出 1~2 个细胞,进行特定的遗传学性状检测

A. 2个   B. 4个   C. 6个   D. 8个   E. 10个

（二）A2 型题

1. 一对因不孕症就诊的夫妻,丈夫已经完成检查无异常。现需要对妻子进行不孕症有关卵巢功能的检查,下列**不必要**的常规检查是

A. 腹腔镜检查   B. 基础体温测定

C. 阴道细胞学检查   D. 宫颈黏液涂片检查

E. 经前诊断性刮宫或子宫内膜活检

2. 一对不孕症的夫妻,向护士询问有关有助于预测排卵手段,护士需要告知该夫妻无损伤、最简单、花费最少的措施是

A. 超声检查   B. 宫颈评分   C. 内分泌测定

D. 腹腔镜检查   E. 基础体温测定

3. 一名不孕症的妇女,护士对其进行检查前的健康指导,应告知病人进行性交后试验的最佳时间是

A. 经前 5 天   B. 预测排卵日   C. 两次月经中间

D. 月经干净后 5 天   E. 非经期任何时间

4. 一名 30 岁女性,发育良好,夫妇同居,婚后 3 年未孕,基础体温双相,内膜活检见分泌期图像,输卵管通畅,男子精液检查常规示正常。进一步应选择的试验项目是

A. 超声检查   B. 腹腔镜检查

C. 宫腔镜检查   D. 阴道镜检查

E. 宫腔镜腹腔镜联合检查

5. 一名 30 岁女性,婚后 5 年未孕。夫妇双方生殖器形态学检查未见异常,为监测有无排卵,可**除外**

A. 超声波检查   B. 腹腔镜检查

C. 基础体温测定   D. 经前诊断性刮宫

E. 宫颈黏液结晶检查

6. 一名 32 岁女性,婚后 2 年未孕,男方全面检查均正常,在女方诊疗中**错误**的内容是

A. 必须戒烟,不酗酒   B. 积极治疗内科疾病

C. 先试验性服用促排卵药   D. 检查同时增强体质,增进健康

E. 先评估病史,然后全面检查

7. 一名拟行辅助生殖技术的不孕症妇女,护士对其进行健康指导,在告知病人常见的并发症后,能证明护士教育成功的病人表述是

A. "治疗期间我将采取左侧卧位"

B. "如果我想抽烟,可以偶尔抽一根"

C. "我可以服用鱼精蛋白增强营养"

D. "做完手术后就可以完全放松了"

E. "我可能会因为用药而出现下腹部不舒服"

8. 一名 30 岁不孕症妇女告诉护士,自己不孕的原因是因为曾经的一次婚外性行为及进行的人工流产,并且没有将流产事实告诉她的丈夫,所以得病是一种惩罚。护士最合适的回答是

A. "不孕症不是一种惩罚,而是一种疾病"

B. "药物及手术是可以完全治疗你的疾病的"

C. "告诉我一些你关于这件事情更多的感受"

D. "如果你愿意,你最好去看看心理医师"

E. "如果你向你的丈夫坦白,就会感觉好些"

9. 一名 38 岁不孕症妇女,已经为此病就诊近 10 年,自我描述"心力交瘁",该病人最有可能的护理诊断 / 问题是

    A. 应对无效　与就诊有关

    B. 知识缺乏:缺乏解剖知识和性生殖知识

    C. 情境性自卑　与月经失调和使用性激素有关

    D. 组织完整性受损　与反复进行的有关疾病诊治有关

    E. 自尊紊乱　与不孕症诊治过程中繁杂的检查、无效的治疗效果有关

10. 一名 32 岁不孕症妇女,护士对其进行常规的护理评估时,病人表达了她对治疗效果的不确定,护士对病人的最佳指导是

    A. "你具体担心哪方面呢?"

    B. "你的担心会影响治疗效果的。"

    C. "你要相信我们医院的技术水平。"

    D. "如果有足够多的钱就可以尝试很多治疗方法。"

    E. "你只要按照医师的要求好好配合就可以了。"

(三) A3 型题

(1~2 题共用病例)

某病人,25 岁,婚后 3 年未孕,16 岁初潮,行经期 8~10 天,月经周期 1~3 个月,量中等,无痛经,经夫妇双方检查,男方精液常规正常,女方阴道通畅。宫颈红呈颗粒状,宫颈口见透明分泌物,宫体后位,正常大小,活动,附件未及异常,基础体温测定单相。

1. 该妇女不孕的可能原因是

    A. 子宫后位　　　　　　　B. 宫颈炎　　　　　　　　C. 无排卵

    D. 黄体萎缩不全　　　　　E. 黄体发育不全

2. 应采取的治疗手段是按医嘱

    A. 月经后半期应用孕激素使内膜呈分泌期变化

    B. 应用氯米芬促排卵治疗

    C. 应用维生素 E 提高生育能力

    D. 应用雌激素

    E. 应用 E-P 序贯疗法

(3~5 题共用病例)

某病人,30 岁,发育良好,婚后 2 年未孕,经检查基础体温双相,子宫内膜病理为分泌期改变。男方精液检查常规为正常。

3. 该病人需要做的进一步检查是

    A. 阴道镜检查　　　　　　B. 女性激素测定　　　　　C. 输卵管通畅检查

    D. 腹腔镜检查　　　　　　E. B 超监测卵泡发育

4. 上述检查发现有异常,应选择

    A. 异常部位活检送病理　　　　　　B. 氯米芬促排卵

    C. 抗感染治疗　　　　　　　　　　D. 输卵管通液治疗

    E. 服己烯雌酚

5. 如上述检查未发现异常,应继续进行的检查是

    A. 宫腔镜检查　　　　　　　　　　B. 性交后精子穿透力试验

    C. 阴道脱落细胞涂片检查　　　　　D. 宫颈刮片

    E. 子宫输卵管碘油造影

三、简答题

1. 简述导致女性不孕的因素。

2. 简述导致男性不育的主要因素。

3. 简述女方因素导致不孕的特殊检查。

4. 简述不孕症妇女的心理反应特点。

5. 简述可以用以提高妊娠率的方法。

6. 简述接受辅助生殖技术妇女的护理要点。

参 考 答 案

一、名词解释

1. 不孕症:女性无避孕性生活至少 12 个月而未受孕,称为不孕症。

2. 辅助生殖技术:也称为医学助孕,指在体外对配子和胚胎采用显微操作技术,帮助不孕夫妇受孕的一组方法。辅助生殖技术包括人工授精、体外受精和胚胎移植、配子输卵管移植以及在这些技术基础上演进的各种新技术。

3. 人工授精:是用器械将精液注入宫颈管内或宫腔内取代性交使女性妊娠的方法。

4. 体外受精与胚胎移植:即试管婴儿。体外受精指从妇女体内取出卵子,放入试管内培养一个阶段与精子受精后发育成早期胚泡。胚胎移植指将胚泡移植到妇女宫腔内使其着床发育成胎儿的全过程。

二、选择题

（一）A1 型题

| 1. D | 2. A | 3. C | 4. A | 5. B | 6. C | 7. C | 8. B | 9. E | 10. A |
| 11. D | 12. E | 13. D | 14. E | 15. D | 16. D | | | | |

（二）A2 型题

| 1. A | 2. E | 3. B | 4. E | 5. B | 6. C | 7. E | 8. C | 9. E | 10. A |

（三）A3 型题

| 1. C | 2. B | 3. C | 4. D | 5. B |

三、简答题

1. 导致女性不孕的因素包括:输卵管因素、卵巢因素、子宫因素、宫颈因素和阴道因素。输卵管因素是不孕症最常见的因素,如输卵管粘连、堵塞(如衣原体、淋菌、结核菌等引起的感染,阑尾炎或产后、术后所引起的继发感染)、子宫内膜异位症(异位内膜种植于输卵管)、先天性发育不良(如输卵管肌层菲薄、纤细)、纤毛运动及管壁蠕动功能丧失等。卵巢因素包括排卵因素和内分泌因素。子宫先天性畸形及子宫黏膜下肌瘤可造成不孕或孕后流产;子宫内膜分泌反应不良(病因可能在卵巢)、子宫内膜炎等影响精子通过,也可造成不孕;子宫内膜异位症的典型症状为盆腔痛和不孕,与不孕的确切关系和机制目前尚不完全清楚。宫颈狭窄或先天性宫颈发育异常可以影响精子进入宫腔。宫颈感染可以改变宫颈黏液量和性状,影响精子活力和进入宫腔的数量。慢性宫颈炎时宫颈黏液变稠,含有大量白细胞,不利于精子的活动和穿透,可影响受孕。处女膜发育异常、阴道部分或者完全闭锁、阴道受机械性损伤后发生的瘢痕狭窄等均可影响正常性生活、阻碍精子进入宫颈口。严重阴道炎时,阴道 pH 值发生改变,引起大量微生物和白细胞增生,降低精子的活力,缩短其存活时间甚至吞噬精子而影响受孕。

2. 导致男性不育的因素主要有生精障碍和输精障碍。

（1）精子生成障碍:精索静脉曲张、睾丸炎症、严重的生殖道感染均可破坏正常的生精过程;隐睾、睾丸发育不良、下丘脑 - 垂体 - 睾丸轴的功能紊乱或者身体其体内分泌系统如甲状腺疾病、肾上腺疾病或者糖尿病等亦可以影响精子发育过程;理化因素如致癌、致突变物质、放化疗、慢性酒精中毒等也可以造成精子减少甚至无精子。

（2）精子运送障碍:精子运送通道异常包括先天性双侧输精管缺如、精囊缺如等,男性生殖系统外伤和手术损伤也可引起精子运送障碍;功能性病变如阳痿、逆行射精、不射精等性功能异常引起的精子排出障碍也是男性不育的常见因素。

（3）精子异常:精子本身不具备受精能力,如精子顶体蛋白酶缺乏等不能穿破卵子放射冠和透明带,不能引起卵子受精。

3.（1）卵巢功能检查:方法包括基础体温测定、子宫黏液评分、血清内分泌激素检测、B 型超声监测卵泡发育、月经来潮前子宫内膜活组织检查。女性激素测定包括血清 FSH、LH、E_2、P、T、PRL 等检查,了解卵巢有无排卵及黄体功能状态。

（2）输卵管功能检查:常用的方法有子宫输卵管通液术、子宫输卵管碘油造影、B 型超声下输卵管过氧化氢溶液通液术、腹腔镜直视下行输卵管通液（亚甲蓝液）等,有条件者也可采用输卵管镜,了解输卵管通畅情况。输卵管通液术是一种简便价廉的方法,但准确性不高。新型的光纤显微输卵管镜能直视整条输卵管是否有解剖结构的改变,黏膜是否有粘连和损坏,并可进行活检及分离粘连等,能显著改善输卵管性不孕的诊治。

（3）宫腔镜检查:了解子宫内膜形态、内膜的色泽和厚度、双侧输卵管开口、是否有宫腔粘连、子宫畸形、内膜息肉、黏膜下肌瘤等病变。联合腹腔镜时可分别在输卵管内口插管,注射染料（亚甲蓝）,以判别输卵管的通畅度。

（4）腹腔镜检查:可与腹腔镜手术同时进行。作腹腔镜以进一步了解盆腔情况,直接观察子宫、输卵管、卵巢有无病变或粘连,并可结合输卵管通液术,直视下确定输卵管的形态、是否通畅及周围有无粘连,必要时在病变处取活检。

（5）性交后精子穿透力试验:上述检查未见异常时进行性交后试验（postcoital test, PCT）。根据基础体温表选择在预测的排卵期进行。在试验前 3 日禁止性交,避免阴道用药或冲洗。在性交后 2~8 小时内就诊,取阴道后穹隆液检查有无活动精子,验证性交是否成功,再取宫颈黏液观察,每高倍视野有 20 个活动精子为正常。

（6）生殖免疫检查:判断免疫性不孕的因素是男方的自身抗体因素还是女方的抗精子抗体因素。包括精子抗原、抗精子抗体、抗子宫内膜抗体的检查,有条件者可进一步做体液免疫学检查,包括 CD50、IgG、IgA、IgM 等。

4. 一旦妇女被确认患有不孕症之后,立刻出现一种"不孕危机"的情绪状态。曼宁（Manning）曾将不孕妇女的心理反应描述为震惊、否认、愤怒、内疚、孤独、悲伤和解脱。

（1）震惊:因为生育能力被认为是女性的自然职能,所以对不孕症诊断的第一反应是震惊。以前使用过避孕措施的女性对此诊断感到惊讶,对自己的生活向来具有控制感的女性也明显会表示出她们的惊讶。

（2）否认:这也是不孕妇女经常出现的一种心理反应,特别是被确诊为不可治疗性不孕症之后妇女的强烈反应。如果否认持续时间过久,将会影响到妇女的心理健康,因此尽量帮助妇女缩短此期反应。

（3）愤怒:在得到可疑的临床和实验结果时,愤怒可能直接向配偶发泄。尤其在经历过一连串的不孕症检查而未得出异常的诊断结果之后出现的一种心理反应。检查过程中的挫折感、失望感和困窘感会同时爆发。

（4）内疚和孤独:缺少社会支持者常常出现的一种心理反应。有时内疚感也可能来源于既往的婚前性行为、婚外性行为、使用过避孕措施或流产。仅仅为了不想让自己陷入不孕的痛苦的心理状态中,不孕妇女往往不再和以往的有了孩子的朋友、亲戚交往,相比男性更多一个人忍受内疚和孤独。这种心理可能导致夫妇缺乏交流、降低性生活的快乐,造成婚姻的压力和紧张。

(5) 悲伤:诊断确定之后妇女的一种明显的反应。悲伤源于生活中的丧失,丧失孩子、丧失生育能力等。

(6) 解脱:解脱并不代表对不孕的接受,而是在检查和治疗过程当中反复忙碌以求结果。此阶段会出现一些负性的心理状态,如挫败、愤怒、自我概念低下、紧张、疲乏、强迫行为、焦虑、歇斯底里、恐惧、抑郁、失望和绝望。

漫长而繁杂的不孕症的诊断检查极大地影响了妇女的生活,包括生理、精神、工作等。许多不孕症的诊断检查往往是介入性的,既引起女性的不适又花费很多的时间,所以在此期间妇女往往出现抑郁、丧失自尊、丧失性快感、丧失自信、丧失希望。

5. 可以提高妊娠率的方法:①保持健康状态,如注重营养、减轻压力、增强体质;②与伴侣进行沟通,可以谈论自己的希望和感受;③不要把性生活单纯看做是为了妊娠而进行;④在性交前、中、后勿使用阴道润滑剂或进行阴道灌洗;⑤不要在性交后立即如厕,而应该卧床,并抬高臀部,持续20~30分钟,以使精子进入宫颈;⑥在排卵期增加性交次数。

6. (1) 详细询问健康史:包括年龄、既往不孕症治疗时的并发症病史、超排卵治疗情况(促性腺激素的剂量、卵泡数量、一次助孕治疗中卵子数量、血清雌二醇峰值、使用 hCG 的日期、取卵的日期、胚胎移植中胚胎的数量)、症状的发生、发展以及严重程度。必须要询问的表现有腹部症状、胸部症状、消化道症状、尿量、体重,并检查四肢有无凹陷性水肿。

(2) 咨询常做的辅助检查:包括血常规、凝血酶原时间、血电解质、肝功、肾功、阴道超声检查。如果有气促、胸痛或胸部体检异常,行胸部摄片;如有呼吸症状,必须查氧饱和度。

(3) 严密观察:中重度 OHSS 住院病人每 4 小时测量生命体征,记录出入量,每天测量体重和腹围,每天监测血细胞比容、白细胞计数、血电解质、肾功能。防止继发于 OHSS 的严重并发症如卵巢破裂或蒂扭转、肝功能损害、肾功能损害甚至衰竭、血栓形成、成人呼吸窘迫综合征等。加强多胎妊娠产前检查的监护,要求提前住院观察,足月后尽早终止妊娠。

(4) 配合治疗:遵医嘱对中重度 OHSS 住院病人静脉滴注白蛋白、低分子右旋糖酐、前列腺素拮抗剂。对卵巢反应不足的病人可以遵医嘱使用 HMG,合用生长激素或生长激素释放激素,然后再使用诱发超排卵治疗。多胎妊娠者进行选择性胚胎减灭术。

(5) 积极采取预防措施

1) 预防 OHSS:注意超排卵药物应用的个体化原则,严密监测卵泡的发育,根据卵泡数量适时减少或终止使用 HMG 及 hCG,提前取卵。对有 OHSS 倾向者,按医嘱于采卵日给予静脉滴注白蛋白,必要时可以放弃该周期,取卵后行体外受精,但不行胚胎移植而是将所获早期胚胎进行冷冻保存,待自然周期再行胚胎移植。

2) 预防卵巢反应不足:增加外源性 FSH 的剂量,提前使用 HMG 等。

3) 预防自然流产:合理用药;避免多胎妊娠;充分补充黄体功能;移植前进行胚胎染色体分析,防止异常胚胎的种植;预防相关疾病。

(顾 炜)

第二十一章
计划生育妇女的护理

练 习 题

一、名词解释

1. 计划生育

2. 避孕

3. 宫内节育器避孕

4. 紧急避孕

5. 绝育

6. 输卵管绝育术

7. 人工流产

8. 人工流产综合反应

二、选择题

（一）A1 型题

1. 避孕的主要措施**不包括**

    A. 应用男用避孕套　　　　　　　　　　B. 放置宫内节育器

    C. 人工流产术　　　　　　　　　　　　D. 口服避孕药

    E. 皮下埋植避孕剂

2. 我国育龄妇女采用的主要避孕措施是

    A. 安全期避孕　　　　　　B. 口服避孕药　　　　　　　C. 外用避孕套

    D. 外用杀精剂　　　　　　E. 放置 IUD

3. 有关宫内节育器避孕原理,正确的是

    A. 抑制卵巢排卵　　　　　　　　　　　B. 阻止精子进入宫腔及输卵管

    C. 杀精毒胚,干扰受精卵着床　　　　　D. 干扰下丘脑 - 垂体 - 卵巢轴

    E. 干扰受精卵着床

4. 以下避孕方法中避孕效率最高的是

    A. 按规定口服避孕药　　　　　　　　　B. 安全期避孕

    C. 应用避孕套　　　　　　　　　　　　D. 外用杀精剂

    E. 放置宫内节育器

5. 具有防止性传播疾病作用的避孕方法是

    A. 安全期避孕　　　　　　　　　　　　B. 应用避孕套

    C. 应用阴道杀精剂　　　　　　　　　　D. 按规定口服避孕药

E. 放置宫内节育器

6. 下列**不是**取出 IUD 指征的是
    A. 节育器异位
    B. 男方或女方已做绝育术
    C. 绝经 8 个月
    D. 宫颈糜烂Ⅱ度颗粒型
    E. 围绝经期月经紊乱

7. 下列情况可以放置 IUD 的是
    A. 重度陈旧性宫颈裂伤
    B. 剖宫产术后 3 个月
    C. 子宫脱垂Ⅰ度轻型
    D. 滴虫性阴道炎
    E. 宫颈内口松弛

8. 下列**不是**口服避孕药禁忌证的是
    A. 急、慢性肝炎
    B. 血栓性疾病
    C. 哺乳期
    D. 慢性宫颈炎
    E. 年龄 >45 岁

9. 有关口服避孕药指导**错误**的是
    A. 哺乳期妇女不宜服用
    B. 月经稀少者禁用
    C. 年龄大于 35 岁的吸烟妇女，不宜长期服用
    D. 不要放在儿童易接触的地方
    E. 为避免对胎儿的致畸作用，应在停药 3 个月后再受孕

10. 下列情况中，**不适宜**放置 IUD 的是
    A. 人工流产术后，宫腔深度 9cm
    B. 双子宫
    C. 产后 45 天恶露已净，子宫正常大小
    D. 月经干净后 3~7 天无性交
    E. 剖宫产术后半年

11. 激素避孕的原理**不包括**
    A. 抑制排卵
    B. 改变宫颈黏液性状
    C. 改变子宫内膜形态
    D. 改变输卵管的功能
    E. 降低精子的活动度

12. 有关宫内节育器放置术放置时间，下列正确的是
    A. 剖宫产术后 1 年
    B. 中期妊娠引产术后 48 小时内
    C. 月经干净后 10 天为宜
    D. 药物流产 1 次正常月经后
    E. 生产后 42 天

13. 关于宫内节育器的并发症，下列说法**错误**的是
    A. IUD 嵌顿可能由于放置时间过长引起
    B. 哺乳期子宫壁薄且软，极易发生子宫穿孔
    C. IUD 脱落常发生在排卵期
    D. 带器妊娠一旦被确诊，行人工流产终止妊娠
    E. IUD 尾丝过长可能导致上行性感染

14. 有关甾体激素避孕药的用法，下列**错误**的是
    A. 短效口服避孕药单相片用法是自月经周期第 5 天起，每晚 1 片，连服 22 天不间断
    B. 长效避孕针复合制剂每 3 个月肌注 1 次即可
    C. 皮下埋植剂是一种缓释系统避孕药

D. 阴道避孕环于月经干净后放入阴道后穹隆或套在宫颈上

E. 探亲避孕药适用于夫妇分居两地短期探亲时避孕

15. 有关经腹输卵管绝育术的手术时间,下列**错误**的是

   A. 未孕者月经干净后 3~7 天

   B. 人工流产宜在 48 小时内

   C. 分娩后 3~7 天

   D. 有产时感染者需抗生素预防感染

   E. 哺乳期或闭经妇女绝育须先排除妊娠

16. 下列可行手术流产的情况是

   A. 因各种疾病不宜继续妊娠

   B. 生殖器官急性炎症

   C. 急性传染病

   D. 全身状况不良

   E. 术前两次体温均在 39℃以上

17. 关于手术流产并发症及处理,下列说法**错误**的是

   A. 人工流产综合反应主要与宫体及宫颈受机械性刺激导致迷走神经兴奋有关

   B. 术者未查清子宫位置或技术不熟练可能造成子宫穿孔

   C. 术时未能吸出胚胎或胎盘绒毛称为空吸

   D. 羊水栓塞偶发于钳刮术

   E. 一旦发现漏吸,应重新探查宫腔,再行吸宫术

18. 关于水囊引产,下列说法**错误**的是

   A. 水囊注水量不超过 500ml

   B. 放置水囊不得超过 2 次

   C. 放置水囊时间不应超过 24 小时

   D. 放置水囊后定时测量体温

   E. 若宫缩过强、出血较多或体温超过 38℃,应提前取出水囊

（二）A2 型题

1. 王某,女,24 岁,和丈夫新婚,双方体健,欲半年后受孕,应选用的最佳避孕方法是

   A. 男用避孕套   B. 安全期避孕

   C. 口服避孕药   D. 宫内节育器

   E. 皮下埋植法避孕

2. 石某,女,44 岁,妇科检查发现子宫脱垂Ⅱ度重型,既往曾患乙型肝炎,首选的避孕方法是

   A. 放置宫内节育器   B. 口服避孕药

   C. 注射长效针避孕   D. 皮下埋植避孕剂

   E. 应用避孕套

3. 张某,女,剖宫产术后 7 个月,母乳喂养,希望采取长期避孕措施,最适宜的是

   A. 口服避孕药   B. 放置宫内节育器

   C. 注射长效避孕针   D. 皮下埋植避孕剂

   E. 应用避孕套

4. 刘女士,32 岁,G_1P_1,行宫内节育器放置术,下列护士提供的术后健康指导,说法**错误**的是

   A. 术后休息 3 天

   B. 术后 3 个月每次行经或排便时注意有无 IUD 脱落

C. 术后 2 周内禁止性生活及盆浴

D. IUD 放置后 9、12 个月各复查 1 次

E. 避免重体力劳动 1 周

5. 孙某，女，32 岁，1-0-0-1。去外地丈夫处探亲 2 周，拟用 C53 号避孕药，正确服法是

　　A. 月经来潮第 5 天起每晚服 1 片，连服 22 天

　　B. 探亲前 1 天或当天中午服 1 片，以后每晚服 1 片至探亲结束

　　C. 月经来潮第 1 天起每晚服 1 片，连服 21 天

　　D. 性交后即刻服 1 片，次早加服 1 片，以后每次性交后即服 1 片

　　E. 性交后即刻服 1 片，以后每晚服 1 片至探亲结束

6. 梁某，女，33 岁，身体健康，1-0-1-1，妊娠 20 周，因胎儿畸形需终止妊娠。B 型超声检查：BPD 5.3cm，胎头、脊柱完整连续，胎心、胎动良好，胎盘位于子宫后壁Ⅰ级，羊水平段最深处 4.5cm。应采用的终止妊娠方法是

　　A. 钳刮术　　　　　　　　　　　　　　B. 负压吸引术

　　C. 药物流产　　　　　　　　　　　　　D. 小剂量缩宫素静脉滴注

　　E. 依沙吖啶引产

7. 李某，女，35 岁，哺乳期妊娠，预行手术流产，在手术流产过程中，医生突然感到吸管无阻力，进入宫腔深度超过原来探测深度，此时适宜的措施是

　　A. 立即剖腹探查　　　　　　　　　　　B. 立即注射缩宫素

　　C. 立即停止手术　　　　　　　　　　　D. 立即给予输血

　　E. 继续完成手术

8. 周女士，放置宫内节育器术后 2 个月来，一直月经量增多，前来咨询，你提供的护理措施**不适宜**的是

　　A. 告知其阴道流血是 IUD 常见的不良反应

　　B. 建议其立即取出 IUD，改用其他避孕方法

　　C. 建议其遵医嘱应用前列腺素合成酶抑制剂

　　D. 建议其遵医嘱应用氨基己酸

　　E. 建议其可适当补充铁剂

9. 杨女士在口服避孕药期间出现少量阴道流血，分析可能的原因是

　　A. 雌激素过多　　　　　　B. 孕激素过多　　　　　　C. 雄激素过多

　　D. 雌激素不足　　　　　　E. 雄激素不足

10. 刘女士在钳刮术中突然出现面色苍白、血压下降、胸痛、呼吸困难，应考虑

　　A. 吸宫不全　　　　　　　B. 子宫穿孔　　　　　　　C. 羊水栓塞

　　D. 精神紧张　　　　　　　E. 人工流产综合征

11. 王女士，G_1P_1，希望采用配方合理、避孕效果可靠且不良反应少的短效口服避孕药避孕，下列避孕药中符合上述条件的是

　　A. 左炔诺孕酮三相片　　　B. 探亲避孕片 1 号　　　C. 复方己酸孕酮

　　D. 避孕片 1 号　　　　　　E. 紧急避孕药

12. 刘女士，拟去外地探望丈夫 10 天，下列避孕药中最适宜携带的是

　　A. 妈富隆　　　　　　　　B. 复方炔诺酮片　　　　　C. 复方炔雌醚片

　　D. 左炔诺孕酮三相片　　　E. C53 号抗孕片

13. 吴女士，手术流产后 12 天依然有阴道流血，血量较多，无腹痛及发热，最可能是

　　A. 吸宫不全　　　　　　　B. 子宫穿孔　　　　　　　C. 人工流产综合征

D. 术后感染   E. 漏吸

14. 潘女士,手术流产后出现发热、下腹痛、白带混浊、不规则阴道流血,妇科检查附件区有压痛,最可能是

    A. 吸宫不全   B. 子宫穿孔   C. 人工流产综合征

    D. 术后感染   E. 漏吸

15. 秦女士,35 岁,G_1P_1,患有肝硬化,宜采用的避孕方法是

    A. 放置宫内节育器   B. 男用避孕套   C. 口服避孕药

    D. 避孕贴剂   E. 使用长效避孕针

16. 刘女士,35 岁,G_4P_3,身体健康,最适宜采取的计划生育措施是

    A. 口服避孕药   B. 女用避孕套   C. 男用阴茎套

    D. 输卵管结扎术   E. 宫内节育器

17. 齐女士,26 岁,已婚,既往体健,G_1P_1,因早孕期间误服多种药物,要求人工流产。术中张女士突然出现血压下降、面色苍白、头晕、胸闷、大汗淋漓,应考虑

    A. 子宫穿孔   B. 人工流产综合反应

    C. 低血容量休克   D. 精神紧张

    E. 吸宫不全

18. 刘女士,28 岁,G_2P_2,刚刚经历完正常分娩,无产时感染和产后出血,欲行输卵管结扎术,最佳时间是

    A. 产后 1 个月内   B. 产后 24 小时内   C. 产后 48 小时内

    D. 产后 3 日   E. 产后 7 日

19. 曾女士,26 岁,妊娠 60 日要求终止妊娠,目前最常用的方法是

    A. 药物流产   B. 负压吸宫术

    C. 钳刮术   D. 静脉滴注缩宫素

    E. 依沙吖啶羊膜腔内注射

(三) A3 型题

(1~2 题共用病例)

30 岁女性,既往健康,采用短效口服避孕药避孕,在服药第 7 天未能按时服药,出现少量阴道流血,第 2 天下午前来就诊。妇科检查阴道内有少量血液,余未见异常。

1. 阴道流血最可能的原因是

    A. 性交接触性出血   B. 性激素水平不足   C. 性激素水平过高

    D. 月经来潮   E. 凝血功能障碍

2. 医护人员应给予的正确指导是

    A. 每晚加服炔雌醇 1 片(0.005mg),与避孕药同时服至 22 日

    B. 每晚加服避孕药 1 片至 22 日停药

    C. 每晚减服避孕药 1/2 片至 22 日停药

    D. 停药,待月经第 5 天开始按规定重新服药

    E. 补服短效口服避孕药 1 片

(3~4 题共用病例)

34 岁女性,1-0-2-1,既往月经规律,经量正常,放置宫内节育器 4 个月,一直经期延长、经量增多,有血块,前来就诊。妇科 B 型超声检查:子宫正常大小,宫腔内可见节育器,位置正常,双附件未见异常。

3. 拟采取的护理措施中**不正确**的是

    A. 按医嘱给予前列腺素合成酶抑制剂

B. 按医嘱给予抗生素

C. 建议其适当补充铁剂

D. 建议其适当增加营养

E. 为减少出血,嘱其绝对卧床休息

4. 若经药物治疗无效,应考虑

A. 输血、输液   B. 行子宫次全切除   C. 行全子宫切除术

D. 取出节育器   E. 继续观察

(5~7 题共用病例)

24 岁女性,因早孕要求终止妊娠。行人工流产术即将结束前,突然出现心率缓慢、胸闷、出汗及面色苍白等征象。

5. 可初步诊断为

A. 低血容量休克   B. 人工流产综合征   C. 神经官能症

D. 心绞痛   E. 子宫穿孔

6. 下列因素与症状发生**无关**的是

A. 受术者精神紧张   B. 宫颈过度扩张、牵拉

C. 交感神经兴奋   D. 冠状动脉痉挛

E. 心脏传导功能障碍

7. 为迅速缓解症状,应采取的措施是

A. 立即输液   B. 剖腹探查

C. 静脉滴注地塞米松 5mg   D. 静脉注射阿托品 1mg

E. 心肺复苏

(8~9 题共用病例)

30 岁女性,足月顺产后 3 个月,母乳喂养,月经尚未复潮,排除早孕,无肝肾疾病史。到门诊咨询避孕措施。

8. 该妇女不宜采用的避孕方法是

A. 口服避孕药   B. 女用避孕套   C. 男用阴茎套

D. 皮下埋植避孕   E. 宫内节育器

9. 该妇女选择避孕措施应最优先考虑的是

A. 使用简便   B. 可随时取出

C. 阴道流血量少   D. 取出后恢复生育功能迅速

E. 不影响乳汁质量

(10~12 题共用病例)

刘某,女,26 岁,1-0-1-1,月经规律,昨日在未采取避孕措施下与男友发生性关系,担心妊娠而前来咨询。

10. 若服用紧急避孕药,最迟的服药时间是

A. 性生活后 6 小时内   B. 性生活后 12 小时内

C. 性生活后 24 小时内   D. 性生活后 36 小时内

E. 性生活后 72 小时内

11. 关于紧急避孕药的避孕机制,叙述正确完整的是

A. 阻止或延迟排卵,干扰受精或阻止受精卵着床

B. 毒杀精子,干扰受精或阻止受精卵着床

C. 毒杀精子,阻止或延迟排卵

D. 阻止或延迟排卵,影响精子活性

E. 阻止精子与卵子结合

12. 若采用 IUD 避孕,放置时间应最迟在

  A. 性生活后 1 天内   B. 性生活后 2 天内   C. 性生活后 3 天内

  D. 性生活后 4 天内   E. 性生活后 5 天内

(13~15 题共用病例)

  陈女士,35 岁,G_3P_2,平素月经规律,经量正常,既往体健,无生殖器官炎症,无血栓性疾病。欲选择含孕激素 IUD 放置。

13. 下列 IUD 符合要求的是

  A. TCu-380A   B. 曼月乐

  C. 母体乐 IUD   D. 吉妮 IUD

  E. 含消炎痛的带铜 IUD

14. 此种 IUD 最可能出现的副作用是

  A. 脱落率高   B. 腰腹酸胀感   C. 感染

  D. 点滴出血   E. 带器妊娠率高

15. 针对其最可能出现的副作用,护理措施正确的是

  A. 绝对卧床   B. 尽早取出 IUD

  C. 可按医嘱给予吲哚美辛   D. 立即改用男性避孕套

  E. B 超探查

(16~17 题共用病例)

  谭女士,38 岁,G_5P_2,既往月经规律,现停经 60 日。平时许多避孕方法都试过,效果不佳,此次属于意外妊娠。妇科检查:外阴发育正常,已婚已产型;阴道通畅,无畸形,分泌物量少;宫体前倾前屈位,妊娠 50 日大小。夫妇双方不愿再生育,要求行人工流产及输卵管绝育术。

16. 输卵管绝育术最佳手术时间是

  A. 人工流产 48 小时内   B. 人工流产 72 小时内

  C. 人工流产 1 周内   D. 人工流产 1 个月内

  E. 人工流产子宫恢复后

17. 输卵管绝育术术后护理措施下列说法**错误**的是

  A. 观察受术者生命体征   B. 保持腹部切口敷料干燥

  C. 术后休息 3~4 周   D. 禁止性生活仅需 2 周

  E. 鼓励受术者及早排尿

三、简答题

1. 请简述甾体激素的避孕原理。

2. 请简述放置 IUD 的并发症。

3. 请简述手术流产的并发症。

4. 请简述发生 IUD 嵌顿的可能原因。

5. 请简述发生 IUD 脱落的可能原因。

6. 请简述药物避孕的副作用。

7. 请简述应用口服避孕药期间出现阴道流血的可能原因。

8. 请简述口服避孕药三相片中各相药片数量及雌孕激素剂量变化。

9. 请简述根据每对育龄夫妇的具体情况,其选择避孕措施的原则有哪些。

10. 请简述放置 IUD 的时间。

11. 请简述 IUD 放置术后的健康指导。

12. 请简述 IUD 避孕的副作用及护理要点。

13. 请简述探亲避孕药的用法。

14. 请简述缓释系统避孕药的种类。

15. 请简述外用避孕药具的种类。

16. 请简述经腹输卵管绝育术的术后并发症。

17. 请简述经腹输卵管绝育术的术后护理要点。

18. 请简述手术流产发生子宫穿孔的可能原因。

19. 请简述药物流产的护理要点。

20. 请简述中期引产的术后护理要点。

四、病例分析

1. 唐女士,28 岁,1-0-2-1,自然分娩后半年,母乳喂养,月经未复潮,近 2 周出现晨起恶心、呕吐,无阴道流血或腹痛。既往健康。门诊 B 型超声检查宫腔内可见妊娠囊及胎心波动,诊断为早孕,夫妇决定终止妊娠。

请思考:

(1)列出适宜张某终止妊娠的方法。

(2)列出终止妊娠后的护理要点。

2. 李女士,50 岁,1-0-1-1,因月经紊乱伴经量增多半年前来就医。既往健康,采用 IUD 避孕 10 年。妇科检查:外阴发育良,阴道通畅,黏膜略平滑,分泌物无色、量少;宫颈光滑,质硬;宫体前倾前屈位,略小,活动良好;双附件未触及异常。血常规检查正常。

请思考:

(1)请根据护理评估分析李某月经紊乱伴经量增多的主要原因。

(2)说明该病人应进行的辅助检查项目及主要目的。

(3)列举下一步应采取的主要诊疗措施。

3. 王女士,30 岁,已婚,因停经 50 日来院就诊。尿妊娠试验阳性,B 型超声检查于宫腔内探及妊娠囊。病人平素月经规律,周期 28~30 日,经期 3~5 日,经量适中,无痛经。2 年前足月自然分娩 1 对双胞胎女婴,曾有 2 次人工流产史。既往体健,无生殖器官炎症,无血栓性疾病。平时采用安全期避孕,此次属于意外妊娠,要求行人工流产。体格检查:体温 36.8℃,血压 110/65mmHg,心率 78 次 / 分,呼吸 20 次 / 分。身体检查无异常发现。

请思考:

(1)王女士在人工流产的过程中,护士要注意观察什么?

(2)人工流产有哪些并发症? 要如何防治?

(3)王女士人工流产后,可以采取哪些计划生育措施?

4. 张女士,36 岁,G_3P_2,放置 IUD 4 年,既往月经规律,现停经 50 日,恶心呕吐 4 日。妇科检查:外阴发育正常,已婚已产型;阴道通畅,无畸形,分泌物量少;宫体前倾前屈位,妊娠 50 日大小。

请思考:

(1)该女性最可能的诊断是什么?

(2)一经确诊,该如何处理?

(3)请列举相应的护理要点。

5. 刘女士,已婚,30 岁,既往体健,G_1P_1,去外地丈夫处探亲 10 日,欲携带避孕药。

请思考:

(1)该女士适宜携带哪种避孕药?

（2）正确的药物服用方法是什么？

6. 王女士，26 岁，停经 50 日，尿 hCG 试验（+），因曾误服多种药物，要求行人工流产。人工流产术中突然出现面色苍白、大汗淋漓，主诉恶心、呕吐、头晕、胸闷。查体，血压 85/60mmHg，心率 50 次 / 分。

请思考：

（1）该女性目前可能出现了什么情况？

（2）其发生的原因有哪些？

（3）护理要点有哪些？

参考答案

一、名词解释

1. 计划生育：是通过采用科学的方法实施生育调节，控制人口数量，提高人口素质，使人口增长与经济、资源、环境和社会发展计划相适应。

2. 避孕：是计划生育的重要组成部分，是指采用药物、器具及利用妇女的生殖生理自然规律，使妇女暂时不受孕。

3. 宫内节育器避孕：是将避孕器具放置于子宫腔内，通过局部组织对它的各种反应而达到避孕效果，是一种安全、有效、简便、经济、可逆的避孕方法，为我国育龄妇女所接受并广泛使用。

4. 紧急避孕：是指在无保护性生活或避孕失败后的几小时或几日内，妇女为防止非意愿妊娠而采取的避孕方法，包括放置宫内节育器和口服紧急避孕药。

5. 绝育：女性通过手术或药物达到永远不生育的目的，为女性绝育。

6. 输卵管绝育术：是指通过手术将输卵管结扎或用药物使输卵管腔粘连堵塞，阻断精子与卵子相遇而达到绝育目的，是一种安全、永久性节育措施，不影响受术者机体生理功能。

7. 人工流产：指因意外妊娠、疾病等原因而采用人工方法终止妊娠，是避孕失败的补救方法。

8. 人工流产综合反应：是指部分受术者在术中或术毕出现恶心呕吐、心动过缓、心律不齐、血压下降、面色苍白、头晕、胸闷、大汗淋漓，甚至出现昏厥和抽搐等迷走神经兴奋症状，也称人工流产综合征。

二、选择题

（一）A1 型题

1. C　2. E　3. C　4. A　5. B　6. D　7. C　8. D　9. E　10. B
11. E　12. E　13. C　14. B　15. C　16. A　17. C　18. C

（二）A2 型题

1. A　2. E　3. B　4. D　5. D　6. E　7. C　8. B　9. D　10. C
11. A　12. E　13. A　14. D　15. B　16. D　17. B　18. C　19. B

（三）A3 型题

1. B　2. A　3. E　4. D　5. B　6. C　7. D　8. A　9. E　10. E
11. A　12. E　13. B　14. D　15. C　16. A　17. D

三、简答题

1. 甾体激素的避孕原理：①抑制排卵；②干扰受精和受精卵着床。

2. 放置 IUD 的并发症：①感染；②节育器嵌顿或断裂；③节育器异位；④节育器脱落；⑤带器妊娠。

3. 手术流产的并发症：①人工流产综合反应；②子宫穿孔；③吸宫不全；④漏吸或空吸；⑤术中出血；⑥术后感染；⑦羊水栓塞。

4. 发生 IUD 嵌顿的可能原因:①放置 IUD 时损伤子宫壁;②放置时间过长;③绝经后取 IUD 过晚。

5. IUD 脱落主要由于:① IUD 与宫腔大小、形态不符;②放置时操作不规范,未将节育器放至宫底部;③宫颈内口松弛;④经量过多。

6. 药物避孕的副作用:①类早孕反应;②不规则阴道流血;③月经过少或停经;④色素沉着;⑤体重增加;⑥其他,偶可出现皮疹、皮肤瘙痒、头痛、乳房胀痛等。

7. 应用口服避孕药期间出现阴道流血的原因有:①漏服;②迟服;③服药方法错误;④药片质量受损;⑤由于个人体质不同,服药后体内激素水平不稳定。

8. 口服避孕药三相片中:①第一相共 6 片,含低剂量雌激素与孕激素;②第二相共 5 片,雌激素及孕激素剂量均增加;③第三相共 10 片,孕激素剂量再增加,雌激素减至第一相水平。

9. 选择计划生育措施的原则是:①新婚夫妇:因尚未生育,需选择使用简便、短效的避孕方法。②生育后夫妇:应选择长效、安全、可靠的避孕方法。③哺乳期妇女:选择不影响乳汁质量和婴儿健康的避孕方法。④绝经过渡期妇女:仍有排卵可能,应坚持避孕。

10. ①月经干净后 3~7 日内且无性交为宜;②产后 42 日子宫恢复正常,恶露已净,会阴切口已愈合;③剖宫产术后半年;④人工流产吸宫术和钳刮术后,中期妊娠引产术后 24 小时内或清宫术后(子宫收缩不良、出血过多或有感染可能者除外);⑤含孕激素 IUD 在月经第 3 日放置;⑥自然流产于转经后放置,药物流产 2 次正常月经后放置;⑦哺乳期或月经延期放置时应先排除早孕;⑧紧急避孕应在性交后 5 日内。

11. ①术后休息 3 日,避免重体力劳动 1 周;②术后 2 周内禁止性生活及盆浴,保持外阴清洁;③术后 3 个月每次行经或排便时注意有无 IUD 脱落;④ IUD 放置后 3、6、12 个月各复查 1 次,以后每年复查 1 次,直至取出停用;⑤术后可能有少量阴道出血及下腹不适,嘱若发热、下腹痛及阴道流血量多时,应随时就诊。

12. ①阴道流血:一般不需处理,3~6 个月后逐渐恢复。若需药物治疗,可按医嘱给予前列腺素合成酶抑制剂,如吲哚美辛或抗纤溶酶原蛋白制剂氨基己酸。出血时间长者,应补充铁剂,硫酸亚铁,并给予抗生素。若上述处理无效,应考虑取出 IUD,改用其他避孕方法。②腰腹酸胀感:轻者无需处理,重者应考虑更换合适的节育器。

13. ①孕激素制剂和雌孕激素复合制剂的服用方法是在探亲前 1 日或当日中午服用 1 片,以后每晚服 1 片,连续服用 10~14 日。若已服 14 日而探亲期未满,可改服短效口服避孕药直至探亲结束。②非孕激素制剂(C53 号抗孕药)的服用方法是在第一次房事后即刻服 1 片,次日早晨加服 1 片,以后每次房事后即服 1 片。

14. 缓释系统避孕药的种类:①皮下埋植剂;②缓释阴道避孕环;③微球和微囊避孕针。

15. 外用避孕药具的种类:①阴茎套;②女用避孕套;③阴道隔膜、宫颈帽和阴道避孕囊;④阴道杀精剂。

16. 经腹输卵管绝育术的术后并发症:①出血或血肿;②感染;③脏器损伤;④绝育失败。

17. ①除行硬膜外麻醉外,受术者不需禁食,局部浸润麻醉者静卧数小时后可下床活动;②术后密切观察受术者生命体征,评估有无腹痛、内出血或脏器损伤征象等。若发生脏器损伤等,应严格执行医嘱,给予药物;③保持腹部切口敷料干燥、清洁,防止感染;④鼓励受术者及早排尿;⑤告知受术者术后休息 3~4 周,禁止性生活 1 个月。

18. 手术流产发生子宫穿孔的原因:①哺乳期子宫;②瘢痕子宫;③子宫过度倾屈或畸形者;④术者未查清子宫位置;⑤技术不熟练。

19. ①明确早期宫内妊娠诊断,协助医师严格核对孕妇药物流产的适应证和禁忌证,签署知情同意书;②陪伴病人,减轻思想顾虑;③耐心讲解服药方法,告知病人不可出现漏服、少服或者多服现象,不可提前或推迟服药;④向病人说明服药后排出胎囊的可能时间,需密切观察,告知病人可能会出现阴道流血、小腹下坠感、腹痛等症状；⑤协助医生根据排出物鉴定妊娠囊大小、是否完整；⑥密切观察阴道流血、腹痛等情况，如若流产不全或流产失败协助医生做好清宫准备；⑦1个月内禁止性生活及盆浴，预防感染；⑧"流产后关爱"服务。

20. ①让孕妇尽量卧床休息，防止突然破水；②监测受术者生命体征，严密观察并记录宫缩出现的时间和强度、胎心与胎动消失的时间及阴道流血等情况；③产后仔细检查胎盘胎膜是否完整，有无软产道裂伤，若发现裂伤，及时缝合；④胎盘胎膜排出后常规行清宫术；⑤注意观察产后宫缩、阴道流血及排尿情况，若妊娠月份大的产妇引产后出现泌乳，需指导其及时采取回奶措施。

四、病例分析

1.（1）负压吸引术。

（2）护理要点：术后在观察室休息1小时，并观察术后反应；遵医嘱给予药物治疗；保持外阴清洁，1个月内禁止性生活及盆浴；术后休息3周；实施"流产后关爱"服务，指导避孕措施；发现异常，随诊。

2.（1）李某年龄50岁，进入围绝经期，可出现月经紊乱伴经量增多，同时由于子宫缩小，IUD刺激子宫引起子宫收缩不良，经血量增多。

（2）应进一步做妇科B型超声检查或X线检查以确定宫腔内有IUD及其类型。

（3）下一步应采取的主要诊疗措施包括宫腔镜检查IUD定位及取出，观察宫腔内生理与病理变化，必要时取材并送病理检查；或IUD取出术，行诊断性刮宫。

3.（1）在人工流产的过程中，护士要注意密切观察受术者生命体征及主诉，有无腹痛、阴道流血及腹腔内出血征象。

（2）人工流产的并发症及防治：①人工流产综合反应：术前做好心理护理；扩张宫颈时操作要轻柔，从小号宫颈扩张器开始逐渐加大号数；吸宫时注意掌握适当负压，吸净宫腔后不应反复吸刮宫壁；一旦出现心率减慢，静脉注射阿托品0.5~1mg。②子宫穿孔：穿孔小，无脏器损伤或内出血，手术已完成，可注射子宫收缩剂保守治疗，并给予抗生素预防感染，同时密切观察生命体征，有无腹痛、阴道流血及腹腔内出血征象。若确认胚胎组织尚未吸净，应由有经验的医师避开穿孔部位，也可在B型超声或腹腔镜监护下完成手术；尚未进行吸宫操作，可以等待观察1周后再清除妊娠产物；穿孔大、有内出血或怀疑脏器损伤，应立即剖腹探查，修补损伤的脏器。③吸宫不全：若无明显感染征象，应尽早行刮宫术，刮出物送病理检查，术后用抗生素预防感染。若同时伴有感染，应在控制感染后再行刮宫术，术后继续抗感染治疗。④漏吸或空吸：一旦发现漏吸，应复查子宫位置、大小及形状，并重新探查宫腔，再行吸宫术。若肉眼未见吸刮出的组织内有绒毛，要重复尿妊娠试验及B型超声检查，宫内未见妊娠囊，诊断为空吸。必须将吸刮的组织全部送病理检查，警惕异位妊娠。⑤术中出血：可在扩张宫颈管后注射缩宫素，并尽快钳取或吸出妊娠产物。⑥术后感染：半卧位休息，全身支持疗法，应用广谱抗生素。宫腔内有妊娠产物残留者，应按感染性流产处理。⑦羊水栓塞：抗过敏、吸氧、解除肺动脉高压、抗休克、防治DIC、预防心衰、防治多器官损伤等。

（3）如无禁忌证，可采用宫内节育器、男用避孕套、口服避孕药物等各种方法。也可采取绝育措施。

4.（1）该女性最可能的诊断是带器妊娠。

（2）一旦确诊，应行人工流产终止妊娠。

（3）其护理要点：护士需向病人及其家属解释病情，告知正确处理方法，取得配合；严格按医嘱用药，做好手术前准备工作；余同"人工流产"的护理要点。

5.（1）适宜携带探亲避孕药，C53号抗孕药更方便服用。

（2）服用方法是在第一次房事后即刻服1片，次日早晨加服1片，以后每次房事后即服1片。

6.（1）可能出现了人工流产综合反应。

（2）主要与宫体及宫颈受机械性刺激导致迷走神经兴奋、冠状动脉痉挛、心脏传导功能障碍等有关，也和受术者精神紧张、不能耐受宫颈过度扩张、牵拉和过高负压有关。

（3）护理要点：术前应做好受术者的心理护理，帮助其缓解紧张焦虑的情绪；扩张宫颈时操作要轻柔，从小号宫颈扩张器开始逐渐加大号数，切忌用力过猛；吸宫时注意掌握适当负压，进出宫颈时关闭负压，吸净宫腔后不应反复吸刮宫壁；一旦出现心率减慢，静脉注射阿托品 0.5~1mg，即可迅速缓解症状。

（何平平）

第二十二章
妇产科常用护理技术

练 习 题

一、选择题

(一) A1 型题

1. 有关会阴擦洗的目的**错误**的是
   A. 保持会阴及肛门部的清洁　　　　　　　B. 促进病人的舒适
   C. 预防生殖系统的感染　　　　　　　　　D. 防止泌尿系逆行感染
   E. 不常用于卧床病人

2. 下列禁忌采用阴道冲洗的情况是
   A. 阴道炎局部治疗　　　B. 子宫全切术前　　　　　　C. 慢性子宫颈炎
   D. 人工流产术前　　　　E. 月经期

3. 常用的阴道冲洗液**不包括**
   A. 2%~4% 碳酸氢钠　　　　　　　　　　B. 1% 乳酸
   C. 1：5000 高锰酸钾　　　　　　　　　　D. 1：2000 苯扎溴铵
   E. 1：2000 过氧乙酸

4. 关于阴道灌洗,**错误**的描述是
   A. 有清洁、收敛和热疗作用
   B. 冲洗筒高挂离床沿 1 米高处
   C. 月经期、产褥期禁用
   D. 未婚女子一般不作阴道灌洗
   E. 宫颈癌病人有活动性出血者,禁止灌洗

5. 有效治疗外阴阴道假丝酵母菌病的冲洗液是
   A. 1:5000 高锰酸钾　　　B. 温开水　　　　　　　　C. 1% 乳酸
   D. 2% 碳酸氢钠　　　　　E. 0.5% 醋酸

6. 滴虫性阴道炎病人,常选用的阴道冲洗液是
   A. 0.5% 碘伏液　　　　　　　　　　　　B. 1：2000 苯扎溴铵
   C. 1% 乳酸　　　　　　　　　　　　　　D. 2%~4% 碳酸氢钠
   E. 1：5000 高锰酸钾

7. 有关阴道灌洗溶液的选择,**不妥**的是
   A. 滴虫阴道炎用酸性溶液
   B. 外阴阴道假丝酵母菌病用碱性溶液

C. 非特异性炎症用一般消毒液

D. 人工流产后用酸性溶液

E. 老年性阴道炎用酸性溶液

8. 有关会阴湿热敷的作用,描述**不正确**的是

A. 利用热源直接接触患区,可促进局部血液循环

B. 改善组织营养,增强局部白细胞的吞噬作用

C. 加速组织再生和消炎、止痛

D. 有助于改善局限血循环

E. 出现血肿后应立即行会阴湿热敷,可促血肿消退

9. 有关会阴湿热敷的描述,**错误**的是

A. 常用于会阴水肿、伤口硬结及早期感染的病人

B. 热敷面积应为病损面积的 1 倍

C. 湿热敷的温度一般为 41~48℃

D. 注意防止烫伤

E. 会阴伤口红肿可用 95% 酒精湿热敷

10. 有关阴道和宫颈上药,**不正确**的是

A. 适用于阴道炎   B. 月经期继续上药

C. 适用于宫颈炎   D. 上药期间禁止性生活

E. 阴道残端的治疗

11. 下列**不采用**坐浴治疗的情况是

A. 外阴瘙痒   B. 前庭大腺炎   C. 宫颈炎

D. 外阴炎   E. 尿道炎

12. 萎缩性阴道炎病人常用的坐浴溶液是

A. 0.5%~1% 乳酸   B. 1∶2000 苯扎溴铵

C. 0.5% 醋酸   D. 2%~4% 碳酸氢钠

E. 1∶5000 高锰酸钾

13. 下列**不适于**阴道冲洗的是

A. 老年性阴道炎   B. 假丝酵母菌阴道炎

C. 未婚妇女   D. 滴虫性阴道炎

E. 阴道流血待查

（二）A2 型题

1. 某女士,初产妇,阴道自然分娩一男婴,体重 3800g,有会阴侧切伤口,因产后尿潴留,行导尿术。护士为该病人进行会阴护理时,下列**错误**的是

A. 留置导尿管应注意保持尿管通畅

B. 注意观察会阴部及伤口周围组织有无红肿、分泌物

C. 先擦洗有伤口感染者

D. 每次擦洗后,护理人员应洗净双手

E. 取膀胱截石位

2. 某护士,为产钳术后的产妇进行会阴擦洗,下列属于**不适当**会阴擦洗方法的是

A. 病人排空膀胱,取膀胱截石位

B. 注意为病人遮挡、保暖

C. 第 1 遍顺序为自下而上、自内向外

D. 第 2 遍顺序以伤口为中心

E. 注意最后擦洗肛周及肛门

3. 某女士,门诊诊断为外阴阴道假丝酵母菌病,拟进行阴道冲洗和局部上药,主治医师为其选择治疗阴道炎的溶液是

A. 0.02% 高锰酸钾   B. 0.5% 醋酸

C. 2%~4% 碳酸氢钠溶液   D. 1% 乳酸溶液

E. 1∶2000 苯扎溴铵

4. 某女士患有滴虫性阴道炎,门诊护士拟为病人进行阴道冲洗,该护士为病人选择的冲洗液是

A. 3% 醋酸   B. 2%~4% 碳酸氢钠

C. 1% 乳酸   D. 1∶2000 苯扎溴铵

E. 0.5% 碘伏液

5. 某女士,患有宫颈糜烂,门诊护士为该病人介绍阴道、宫颈上药的方法,**应除外**

A. 纳入药片法

B. 凡用棉球填塞者必须嘱病人 36 小时后取出棉球

C. 涂擦法

D. 喷撒法

E. 上药前可作阴道冲洗

6. 某女士,患有宫颈糜烂,门诊护士用带有尾线的宫颈棉球浸蘸药液后,塞压至宫颈处,治疗结束后,嘱病人,局部宫颈部棉球取出的时间为

A. 1~2 小时   B. 8~10 小时   C. 12~24 小时

D. 26~48 小时   E. 50~72 小时

7. 产科护士为产后病人进行阴道冲洗时,会阴擦洗的原则**错误**的是

A. 水温适中,注意保暖

B. 第一遍擦洗,棉球由内向外擦洗

C. 勿使液体流入阴道

D. 病人屈膝仰卧,暴露外阴,臀下垫棉垫或卫生纸

E. 如有会阴伤口,应以伤口为中心向外擦洗

8. 护士为病人进行坐浴指导,其护理内容**不包括**

A. 坐浴溶液应严格按照比例配制

B. 经期、阴道流血、产后 7 天内禁止坐浴

C. 患有外阴炎的孕妇可行坐浴治疗

D. 病人排空膀胱后全臀及外阴浸泡于溶液中

E. 坐浴时间每次持续约 20 分钟

(三) A3 型题

(1~4 题共用病例)

1. 某女士,45 岁,因子宫肌瘤收入院准备手术,今日拟在腰麻下行全子宫切除术,护士为其进行阴道冲洗时病人的体位是

A. 膀胱截石位   B. 头高脚低位   C. 侧卧位

D. 平卧位   E. 半卧位

2. 护士为该病人选择的阴道冲洗液是

A. 2%~4% 碳酸氢钠   B. 1% 乳酸

C. 0.5% 醋酸   D. 0.025% 碘伏溶液

E. 4% 硼酸溶液

3. 阴道冲洗液的水温为

    A. 10℃左右   B. 20℃左右   C. 30℃左右

    D. 40℃左右   E. 50℃左右

4. 进行阴道灌洗时,灌洗筒距床沿高度**不应超过**

    A. 30cm   B. 50cm   C. 70cm

    D. 60cm   E. 40cm

(5~6 题共用病例)

5. 某女士,阴道自然分娩,产后第 1 天,会阴伤口水肿,护士拟为病人作会阴湿热敷,最常选用的药液是

    A. 50% 硫酸镁   B. 4% 碳酸氢钠   C. 1：5000 高锰酸钾

    D. 0.5% 醋酸   E. 75% 酒精

6. 阴湿热敷溶液的温度及硫酸镁浓度,下列正确的是

    A. 40~45℃、50% 硫酸镁   B. 41~48℃、50% 硫酸镁

    C. 40~45℃、40% 硫酸镁   D. 41~48℃、40% 硫酸镁

    E. 41~48℃、45% 硫酸镁

(7~8 题共用病例)

7. 某女士,23 岁,患有外阴炎症,拟进行坐浴治疗,门诊护士为该病人进行的治疗指导正确的是:一般浸泡时间为

    A. <10 分钟   B. 10~15 分钟   C. 20~30 分钟

    D. 40~50 分钟   E. >50 分钟

8. 坐浴的水温宜为

    A. 60℃左右   B. 50℃左右   C. 40℃左右

    D. 30℃左右   E. 20℃左右

二、简答题

1. 简述会阴擦洗 / 冲洗的适应证。

2. 简述会阴湿热敷的护理要点。

3. 简述阴道灌洗常用溶液及浓度。

4. 简述坐浴的护理要点。

参 考 答 案

一、选择题

(一) A1 型题

1. E   2. E   3. E   4. B   5. D   6. C   7. D   8. E   9. B   10. B

11. C   12. A   13. E

(二) A2 型题

1. C   2. C   3. C   4. C   5. B   6. C   7. B   8. C

(三) A3 型题

1. A   2. D   3. D   4. C   5. A   6. B   7. C   8. C

二、简答题

1. (1) 妇科或产科手术后,留置导尿管者。

（2）外阴手术术后病人。

（3）产后会阴有伤口者。

（4）长期卧床病人。

2.（1）会阴湿热敷应该在会阴擦洗,清洁外阴局部伤口的污垢后进行。

（2）湿热敷的温度一般为 41~48℃。

（3）湿热敷的面积应是病损范围的 2 倍。

（4）定期检查热源袋的完好性,防止烫伤,对休克、虚脱、昏迷及术后感觉不灵敏的病人应特别注意。

（5）在热敷的过程中,护理人员应随时评价热敷的效果,并为病人提供一切的生活护理。

3. 常用的阴道灌洗溶液有:①0.025% 碘伏溶液;②0.2% 苯扎溴铵(新洁而灭)溶液;③生理盐水;④ 2%~4% 碳酸氢钠溶液;⑤ 1% 乳酸溶液;⑥ 4% 硼酸溶液;⑦ 0.5% 醋酸溶液;⑧ 1:5000 高锰酸钾溶液等。

4.（1）月经期妇女、阴道流血者、孕妇及产后 7 天内的产妇禁止坐浴。

（2）坐浴溶液应严格按比例配制,浓度过高容易造成黏膜烧伤,浓度太低影响治疗效果。

（3）水温适中,不能过高,以免烫伤皮肤。

（4）坐浴前先将外阴及肛门周围擦洗干净。

（5）坐浴时需将臀部及全部外阴浸入药液中。

（6）注意保暖,以防受凉。

（康　健）

第二十三章
妇产科诊疗及手术病人的护理

练 习 题

一、名词解释

1. 宫颈活组织检查

2. 诊断性刮宫

3. 分段诊刮

二、选择题

（一）A1 型题

1. 筛查早期宫颈癌的重要方法是

    A. 阴道涂片   B. 宫颈刮片   C. 宫颈管涂片

    D. 局部活组织检查   E. 诊断性锥切

2. 生殖道细胞学检查阴道涂片的取材部位在

    A. 阴道上 1/3 段前壁   B. 阴道上 1/3 段后壁

    C. 阴道上 1/3 段侧壁   D. 阴道下 1/3 段前壁

    E. 阴道下 1/3 段侧壁

3. 胎头吸引术助产**不应超过**

    A. 1 次   B. 2 次   C. 3 次   D. 4 次   E. 5 次

4. 关于 TBS 分类法描述**不正确**的是

    A. 使细胞学诊断与组织病理学术语一致

    B. 不是以级别表示细胞改变的程度

    C. 内容不包括对标本满意度的评估

    D. 内容包括描述有关发现,做出诊断

    E. 内容包括对细胞形态特征的描述性诊断

5. 腹腔穿刺放腹水,一次**不应超过**

    A. 1000ml   B. 2000ml   C. 3000ml

    D. 4000ml   E. 5000ml

6. 会阴正中切开拆线的时间为术后

    A. 第 1 天   B. 第 3 天   C. 第 5 天

    D. 第 7 天   E. 第 9 天

7. 诊断子宫内膜异位症的金标准方法是

    A. 剖腹探查   B. 阴道后穹隆穿刺   C. 宫腔镜

D. 阴道镜   E. 腹腔镜

8. 剖宫产术的禁忌证是

     A. 死胎   B. 前置胎盘   C. 头盆不称

     D. 胎盘早剥   E. 胎儿宫内窘迫

（二）A2 型题

1. 35 岁已婚女性向护理人员咨询生殖道细胞学检查时间,护士的建议是

     A. 1 次 / 年   B. 2 次 / 年   C. 3 次 / 年

     D. 4 次 / 年   E. 5 次 / 年

2. 宫颈涂片检查,若视野中以鳞状上皮表层细胞居多,基本上无底层细胞,最常见于

     A. 幼女   B. 青春期少女   C. 育龄期妇女

     D. 绝经过渡期妇女   E. 老年妇女

3. 刘女士,已婚,停经 45 天,突然出现阴道少量出血伴下腹疼痛,疑似输卵管妊娠破裂,最适宜做的诊断性检查是

     A. 宫腔镜检查   C. 阴道镜检查   C. B 型超声检查

     D. 尿妊娠试验   E. 阴道后穹隆穿刺

4. 李某,行会阴左后 - 侧切开术产后 2 小时,护士送其回病房休息,应告知其

     A. 左侧卧位   B. 右侧卧位   C. 仰卧位

     D. 半卧位   E. 俯卧位

5. 护理人员配合医生行胎头吸引术,若需抽吸胎头吸引器内空气使之形成负压,应抽吸空气

     A. 100ml   B. 150ml   C. 200ml   D. 250ml   E. 250ml 以上

6. 张女士刚在门诊接受了宫颈锥切术,你应告知其术后到门诊探查宫颈管的时间是

     A. 术后 2 周   B. 术后 3 周   C. 术后 4 周

     D. 术后 5 周   E. 术后 6 周

7. 一名功能失调性子宫出血的已婚病人前来就医,医生疑为子宫内膜不规则脱落,你应告知病人来门诊刮宫的时间是在

     A. 月经前 1 周   B. 月经前 1 日   C. 月经来潮 1~2 日

     D. 月经来潮 5~6 日   E. 月经干净 1 周

8. 不孕症病人周女士,咨询做诊断性刮宫的适宜时间,你应告知其

     A. 月经干净后 1~3 日   B. 月经干净后 7 日

     C. 月经来潮后 12 小时内   D. 月经来潮 5~6 日

     E. 下次月经来潮前 14 日

9. 产妇李某,胎儿分娩 30 分钟,阴道流血量较多,无胎盘剥离征象,此时采取的适宜措施是

     A. 肌注缩宫素   B. 牵拉脐带   C. 按摩子宫

     D. 手取胎盘   E. 切除子宫

10. 王女士正在应用性激素治疗,若行诊断性刮宫进而了解其卵巢功能,你应告知其术前停用性激素至少达

     A. 3 天   B. 1 周   C. 2 周   D. 3 周   E. 1 个月

11. 阴道镜检查过程中,为鉴别宫颈鳞状上皮和柱状上皮,在宫颈表面涂以 3% 醋酸溶液,数秒钟后肉眼观察可见

     A. 柱状上皮微白呈葡萄状

     B. 鳞状上皮微白呈葡萄状

     C. 柱状上皮呈棕褐色

D. 鳞状上皮呈棕褐色

E. 鳞状上皮与柱状上皮均呈棕褐色

12. 杨某,子宫下段剖宫产术后24小时,一直未排气,自觉腹胀,护士询问发现其术后一直卧床休息,查体腹部切口无渗出,子宫硬,为缓解杨某症状,应采取的最佳措施是

A. 给予口服促进胃肠蠕动药物　　　　　　B. 立即导尿

C. 帮助其离床活动　　　　　　　　　　　D. 腹部热敷

E. 嘱其进热食

(三) A3 型题

(1~2 题共用病例)

28岁初产妇,足月妊娠临产,宫口开全2小时,S+3,宫缩持续1分钟,间歇1分钟,胎心率110次/分。

1. 应采取的措施是

A. 小剂量应用缩宫素　　　　　　　　　　B. 大剂量应用缩宫素

C. 继续观察等待　　　　　　　　　　　　D. 行产钳术

E. 行剖宫产术

2. 在新生儿护理中**错误**的是

A. 新生儿应静卧 24 小时

B. 24 小时后方可给新生儿洗头

C. 注射维生素 K_1 防止出血

D. 注意观察新生儿的面色和肌张力

E. 密切观察头皮产瘤大小和位置

(3~4 题共用病例)

31 岁女性,婚后夫妻关系良好,3 年未孕,拟做输卵管通畅检查

3. 关于护理配合**错误**的是

A. 术前告知其月经干净 3~7 日来检查

B. 术前告知其检查前 3 日内禁止性生活

C. 术中采用低温生理盐水以防止出血

D. 术后 2 周内禁止盆浴

E. 术后遵医嘱应用抗生素

4. 若行子宫输卵管造影术,应用 40% 碘化油造影剂,再次摄盆腔平片时间应在注入造影剂后

A. 4 小时　　　　　　　　B. 8 小时　　　　　　　　C. 12 小时

D. 18 小时　　　　　　　E. 24 小时

(5~7 题共用病例)

刘护士在为病人行阴道后穹隆穿刺时,针头已穿过阴道壁,感到落空感,此时

5. 进针深度约为

A. 0.5cm　　　B. 1.0cm　　　C. 2.0cm　　　D. 3.0cm　　　E. 4.0cm

6. 进针后若未抽出液体,**错误**的做法是

A. 适当改变穿刺针方向　　　　　　　　　B. 适当调整进针深度

C. 缓慢边退针边抽吸　　　　　　　　　　D. 借助于超声引导

E. 换大号穿刺针重新穿刺

7. 若未抽出不凝血液,**错误**的考虑是

A. 排除异位妊娠　　　　　　　　　　　　B. 血肿位置较高

C. 血肿与周围组织粘连　　　　　　　　　D. 内出血量较少

E. 穿刺针未达血肿部位

（8~10 题共用病例）

吴女士,36 岁,非近亲结婚,现妊娠 12 周,家族中曾有遗传病患儿出生,夫妇担心胎儿异常,前来就医。

8. 若吴女士要进行出生缺陷儿产前检查,下列可选择的时间是

A. 妊娠 2~4 周　　　　　　B. 妊娠 6~8 周　　　　　　C. 妊娠 10~12 周

D. 妊娠 13~15 周　　　　　E. 妊娠 16~18 周

9. 若检查发现胎儿异常,需要引产,宜在

A. 妊娠 12 周　　　　　　　B. 妊娠 14 周　　　　　　　C. 妊娠 20 周

D. 妊娠 30 周　　　　　　　E. 妊娠 35 周

10. 引产过程中,若在穿刺或拔针前后,孕妇出现呼吸困难、发绀等异常,应考虑

A. 孕妇哮喘病发作　　　　　　　　　B. 孕妇心脏病发作

C. 胎盘早剥　　　　　　　　　　　　D. 羊水栓塞

E. 胎膜早破

三、简答题

1. 简述生殖道脱落细胞学巴氏 5 级分类法。

2. 简述生殖道细胞学检查的临床意义。

3. 简述宫腔镜检查的禁忌证。

4. 简述腹腔镜检查的主要并发症。

5. 简述剖宫产术的手术方式种类。

四、病例分析

1. 44 岁李女士,1-1-1-2,采用避孕套避孕,近半年偶有接触性出血,宫颈刮片结果为不典型鳞状上皮细胞性质未定。

请思考:

（1）你建议李女士应进一步做的检查项目及理由。

（2）写出李女士上述检查后的护理要点。

2. 张某,曾做过两次人工流产,现胎儿娩出 30 分钟,胎盘尚未娩出,检查宫底平脐,在产妇耻骨联合上方轻压子宫下段时,外露的脐带随宫体上升而回缩,阴道出血量多。

请思考:

（1）说明可能的初步的临床诊断及依据。

（2）叙述胎盘完全剥离的主要征象。

（3）列举应采取的主要诊疗措施。

参 考 答 案

一、名词解释

1. 宫颈活组织检查:简称宫颈活检,是自宫颈病变处或可疑部位取小部分组织进行病理学检查。

2. 诊断性刮宫:简称诊刮,通过刮取子宫内膜和内膜病灶行活组织检查,做出病理学诊断。

3. 分段诊刮:怀疑同时有宫颈管病变时,对宫颈管和宫腔分别进行诊刮,简称分段诊刮。

二、选择题

（一）A1 型题

1. B　　2. C　　3. B　　4. C　　5. D　　6. B　　7. E　　8. A

（二）A2 型题

1. A　　2. C　　3. E　　4. B　　5. B　　6. E　　7. D　　8. C　　9. D　　10. E

11. A　12. C

（三）A3 型题

1. D　　2. B　　3. C　　4. E　　5. C　　6. E　　7. A　　8. E　　9. C　　10. D

三、简答题

1. 巴氏 5 级分类法包括：①巴氏 Ⅰ 级：未见不典型或异常细胞，为正常阴道细胞涂片；②巴氏 Ⅱ 级：发现不典型细胞，但无恶性特征细胞，属良性改变或炎症；③巴氏 Ⅲ 级：发现可疑恶性细胞，为可疑癌；④巴氏 Ⅳ 级：发现不典型癌细胞，待证实，为高度可疑癌；⑤巴氏 Ⅴ 级：发现多量典型的癌细胞。

2. 女性生殖道脱落细胞检查的意义有：①了解体内女性性激素水平；②有助于闭经、功能失调性子宫出血等妇科疾病诊断；③协助妇科肿瘤诊断。

3. 宫腔镜检查的禁忌证包括：①急性及亚急性生殖道炎症；②严重心肺功能不全或血液疾患；③近期有子宫穿孔或子宫手术史。

4. 腹腔镜检查的主要并发症包括：①血管损伤；②脏器损伤；③与气腹相关的并发症；④其他术后并发症，如穿刺口不愈合等。

5. 剖宫产术的手术方式种类包括：①子宫下段剖宫产术；②子宫体部剖宫产术；③腹膜外剖宫产术。

四、病例分析

1. 答：（1）阴道镜。理由：有接触性出血，宫颈刮片结果为不典型鳞状上皮细胞性质未定。通过阴道镜可在放大 10~40 倍情况下，观察肉眼看不到的微小病变，并可在可疑部位进行活检送病理，进一步确诊。（2）注意观察阴道流血；保持会阴部清洁；禁止性生活 1 个月；禁止盆浴 1 个月。

2.（1）可能的初步诊断为粘连或植入性胎盘，依据有：胎儿娩出 30 分钟，胎盘尚未娩出；检查未见胎盘完全剥离征象；阴道出血量多；既往曾有过两次流产，易发生胎盘粘连。

（2）胎盘剥离的主要征象：①宫体变硬呈球形，宫底上升达脐上；②阴道口外露的一段脐带自行延长；③阴道少量流血；④用手掌尺侧在产妇耻骨联合上方轻压子宫下段时，宫体上升而外露的脐带不回缩。

（3）应采取的主要诊疗措施包括徒手剥离胎盘，若剥离确实困难，不可强行剥离，应考虑胎盘植入，做好术前准备，行子宫切除术。

（殷艳玲）